Orthopädische Neurologie

Bücherei des Orthopäden

Beihefte zur Zeitschrift für Orthopädie
vereinigt mit „Aktuelle Orthopädie"

Herausgegeben von
P. Otte und K.-F. Schlegel

Band 24

Stanley Hoppenfeld

Orthopädische Neurologie

Ein Leitfaden zur neurologischen Etagendiagnostik

Aus dem Englischen übersetzt von D. Vollkammer

148 Abbildungen

Ferdinand Enke Verlag Stuttgart

Titel der Originalausgabe:
„Orthopaedic Neurology: A Diagnostic Guide to
Neurologic Levels" by Stanley Hoppenfeld, M.D.
© 1977 by J.B. Lippincott Company

Stanley Hoppenfeld, M.D.
Associate Professor of Orthopaedic Surgery and Director of Scoliosis Service,
Albert Einstein College of Medicine; Deputy Director of Orthopaedic Surgery
and Attending Physician, Bronx Municipal Hospital Center; Associate Attending,
Hospital for Joint Diseases New York, New York

Übersetzer:
Dr. med. Dieter Vollkammer
Lotharstraße 112
4100 Duisburg

CIP-Kurztitelaufnahme der Deutschen Bibliothek

Hoppenfeld, Stanley:
Orthopädische Neurologie : e. Leitf. zur neuro-
log. Etagendiagnostik / Stanley Hoppenfeld. Aus
d. Engl. übers. von D. Vollkammer. – Stuttgart :
Enke, 1980.
    (Bücherei des Orthopäden ; Bd. 23)
    Einheitssacht.: Orthopaedic neurology < dt. >
    ISBN 3-432-90561-0

© 1980 Ferdinand Enke Verlag, POB 1304, 7000 Stuttgart 1 – Printed in Germany

Meiner Familie gewidmet

Geleitwort

Eine Vielzahl sogenannter orthopädischer Krankheitsbilder wird entweder unmittelbar oder mittelbar ätiopathogenetisch vom Rückenmark und seinen Nervenwurzeln beeinflußt. Damit ist es notwendig, daß der Untersucher auch die für die Praxis wichtigsten Prinzipien der neurologischen Etagendiagnostik des Rückenmarkes und seiner Nervenwurzeln kennt. Wo sind jedoch die Grenzen dieser für den Nicht-Neurologen unverzichtbaren neurologischen Diagnostik und auf welches fachspezifische Wissen kann verzichtet werden?

Der Autor, als erfahrener Kliniker und Lehrer am *Albert Einstein College* für Orthopädische Neurologie, hat seine eigenen Kenntnisse niedergelegt, sie jedoch mit den Erfahrungen anderer Dozenten auf diesem Sektor angereichert. Er hat sich ferner an renommierten Instituten, die sich mit Wirbelsäulenproblemen befassen, umgesehen und viele namhafte Kenner der Problematik, bis hin zur Paraplegie, als Förderer seines Gedankens gefunden. Zur letzten Abrundung dieser Monographie trug seine persönliche Freundschaft mit *Hugh Thomas* bei, der die brillanten schematischen Zeichnungen und Illustrationen geliefert hat.

Leitschnur ist die Metamerie des Rückenmarkes, da jede betroffene Etage Symptome und Veränderungen hervorruft, die gewöhnlich schon klinisch eine entsprechende Etagendiagnostik ermöglichen. Kennt man die entsprechenden motorischen und sensiblen Ausfallserscheinungen bzw. Reflexstörungen, wird eine klinische Diagnose der betroffenen Etage möglich.

Nach Einführung in die Basisdiagnostik dieser neurologischen Qualitäten werden kurz und prägnant in Wort und informativen Skizzen die diagnostischen Tests von C 5 abwärts bis S 4 im ersten Teil behandelt.

Der zweite Teil befaßt sich mit den Rückenmarksläsionen nach neurologischen Etagen, ebenfalls in anatomisch absteigender Weise. Hier wird im Hals-, Brust- und Lendenmark besonders auf die traumatischen Schäden eingegangen, während am lumbosakralen Übergang vornehmlich die Prinzipien der Etagendiagnostik bei der Meningomyelozele in einem Sonderabschnitt Erwähnung finden.

Dieses für die orthopädische Praxis und für die Lehre bei Studenten sowie die Fortbildung bei jüngeren Mitarbeitern, nicht zuletzt aufgrund der eindrucksvollen Zeichnungen, so wesentliche Buch erschien uns gerade für den orthopädischen Praktiker so bedeutsam, daß wir dem Enke-Verlag und besonders Frau Dr. *Kuhlmann* dafür danken, daß sie die Publikation der Übersetzung übernommen haben. Mein früherer Mitarbeiter *D. Vollkammer* folgte unserer Bitte, es ohne Veränderung des Textes wörtlich zu übersetzen. Bei der abschließenden Überarbeitung haben wir uns lediglich manchmal zu kleinen Korrekturen entschlossen, wenn unserem neurologischen Sprachgebrauch weniger übliche oder unklare Ausdrücke angepaßt werden mußten. Weitere Veränderungen wurden bewußt vermieden. Der fundierte Kenner der Problematik wird gelegentlich kleinen Begriffdifferenzen begegnen und sie richtig zu deuten wissen. Den weniger erfahrenen Konsumenten berühren diese Details nicht. Er wird fasziniert sein von der Leistung *Hoppenfeld*s und dankbar im klinischen Alltag alle Hilfen bei der Untersuchung nutzen. Er wird das bestätigt finden, was *Hoppenfeld* schreibt, daß nicht nur ein wirklicher Bedarf bei Orthopäden, sondern auch bei physikalischen Medizinern, Neurologen, Neurochirurgen, Unfallchirurgen, Allgemeinpraktikern, aber auch bei Physio- und Ergotherapeuten besteht.

K. F. Schlegel, Essen

Vorwort

Schon vor einigen Jahren hatte ich mir vorgenommen, dieses Manual zu schreiben, da ich der Ansicht war, daß es einen echten Bedarf für ein Buch gibt, das sich mit den wichtigsten praktischen Prinzipien der neurologischen Etagendiagnostik des Rückenmarkes und seiner Nervenwurzeln befaßt. Während das Buch in meinen Gedanken immer mehr Form annahm, wurde mir gleichzeitig immer mehr klar, daß solche praxisbezogenen Tips nur dann vermittelt werden können, wenn diese Information gestrafft und klar gegliedert und darüber hinaus mit erklärenden Abbildungen versehen wird. Es sollte also ein einfaches und klares Buch werden, das nur das für die praktischen diagnostischen Belange wichtigste Wissen vermittelt.

Das Buch ist also vorwiegend für diejenigen geschrieben, denen es in erster Linie um das Verständnis der Klinik dieser neurologischen Etagendiagnostik geht. Ich habe das Buch so abgefaßt, daß es hintereinander gelesen werden kann. Jedes einzelne Kapitel befaßt sich zuerst mit dem neurologischen Basiswissen, aber auch mit dem klinisch wichtigen, diagnostischen Rüstzeug und darüber hinaus mit der allgemeinneurologischen Pathologie. Es sollen also vor allem praxisbezogene Konzepte und deren spezifische Anwendbarkeit und nicht so sehr allgemeine Regeln gelehrt werden.

Trotzdem bedarf es jedoch der klinischen Erfahrung, um dieses Buch wirklich zu verstehen, denn ein Buch kann letztendlich nur unmißverständliche und präzise Möglichkeiten der Beurteilung aufzeigen. In dem Bestreben nach mehr Klarheit habe ich viele Informationen bewußt vereinfacht. So sind z.B. die klinischen Veränderungen jeder einzelnen Etage so stilisiert worden, daß sie einfacher verständlich werden; natürlich bleibt es dadurch der klinischen Erfahrung vorbehalten, entsprechende individuelle Abweichungen und Ausnahmen im Einzelfalle zu würdigen. Schon Goethe war nämlich der Ansicht, daß man nur das begreifen könne, was man gesehen habe.

Dieses Buch basiert weitgehend auf meiner Unterrichtserfahrung am Albert Einstein College of Medicine, wo ich bemerkt habe, daß insbesondere bei Orthopäden, Neurochirurgen, Neurologen, Allgemeinpraktikern, aber auch bei physikalischen Medizinern und bei Therapeuten ein echter Bedarf für die in diesem Buch umrissene Information bestand. Ich hoffe deshalb, daß dieses Buch seinen Zweck erfüllen wird, d.h. daß es so gegliedert ist, daß jeder, der es liest, daraus das praktisch notwendige Verständnis zur Diagnostik der neurologischen Etagen mitnimmt.

Stanley Hoppenfeld, M.D.

Danksagung

Ich danke vor allem *Richard Hutton* für seine Loyalität und sein Engagement bei diesem Projekt. Erst seine persönliche Freundschaft, sein Organisationstalent, aber auch seine Sprachgewandtheit haben dieses Buch möglich gemacht. Auch *Hugh Thomas* möchte ich für die gut gelungenen Illustrationen in diesem Buch danken. Seine persönliche Freundschaft in all den letzten Jahren hat mir viel bedeutet.

Ich möchte auch nicht vergessen, meinen Kollegen am *Albert Einstein College of Medicine,* die mich in jeder Art und Weise beim Schreiben dieses Buches unterstützt haben, zu danken; mein Dank gebührt deshalb *Uriel Adar, David M. Hirsh, Robert Schultz, Elias Sedlin* und *Rashmi Sheth.* Der gleiche Dank gilt auch den britischen Kollegen, die sich an unserem College während ihres Aufenthaltes hier ebenfalls an dem Unterricht in orthopädischer Neurologie beteiligt haben; also *Clive Whalley, Robert Jackson, David Gruebel-Lee, David Reynolds, Roger Weeks, Fred Heatley, Peter Johnson, Richard Foster, Kenneth Walker, Maldwyn Griffiths, John Patrick* und *Robert Johnson.* Auch all meinen Hörern hier am *Albert Einstein College of Medicine* möchte ich danken.

Der gleiche Dank gilt dem Hospital für Gelenkerkrankungen, das mir durch die Verleihung des Frauenthal-Stipendium die Möglichkeit gegeben hat, mich eingehender mit den Problemen der Wirbelsäule zu befassen. Am *Rancho Los Amigos Hospital* habe ich viel über Wirbelsäulenerkrankungen und Paraplegien, insbesondere bei Kindern, gelernt. Das Gleiche gilt auch für das Lodge Moor Paraplegic Center.

Maldwyn Griffith hat uns bei der Umschreibung des Manuskriptes zur Seite gestanden und es dadurch mit völlig neuem Leben erfüllt. *John Patrick* hat mir geholfen, das Manuskript zu korrigieren, hat darüber hinaus noch einige positive Vorschläge gemacht und mir auch sehr bei der Abfassung des Literatur-Verzeichnisses zur Seite gestanden. Das Gleiche gilt für *Al Spiro,* insbesondere für seine Ratschläge im Hinblick auf die pädiatrische Neurologie. *Gabriella Molnar* hat sich um das erste bis zum letzten Manuskript verdient gemacht. *Arthur Abramson* hat sich besonders mit dem Kapitel über Para- und Tetraplegie beschäftigt. Er hat sich oft als echter Prüfstein für meine vielen Ideen erwiesen. *Ed Delagi* war stets ein Freund, der da war, wenn man ihn brauchte. *Charlotte Shelby* möchte ich Dank aussprechen für ihre Mitarbeit beim Durchsehen der Manuskripte, aber auch für ihre Vorschläge als Editor, die sie mir während einer wundervollen Schiffsreise durch die Karibik gemacht hat.

Victor Klig hat sich insbesondere mit der Innervation der paraspinalen Muskulatur, aber auch mit der Entwicklung elektronischer Wirbelsäulenhilfen befaßt. *Paul Harrington* möchte ich dafür danken, daß er mir durch seine brilliant durchgeführten Wirbelsäulenoperationen die Augen dafür geöffnet hat, wie sehr man Patienten mit hochgradigen Wirbelsäulendeformitäten doch helfen kann. *W.J.W. Sharrard* danke ich für die gemeinsame Zeit in Sheffield. Von ihm habe ich insbesondere über Kinder mit Meningomyelozele, aber auch über Kinder mit Poliomyelitis viel gelernt. *Sir Frank Holdsworth* bin ich für die vielen Diskussionen über Probleme der Wirbelsäule anläßlich seines Besuches in Sheffield dankbar. Ich habe auch durch ihn in bezug auf diese Arbeit, insbesondere über die Stabilität der Wirbelsäule, viel Neues gehört. Mr. *Evans* und Mr. *Hardy* aus Sheffield danke ich für die gemeinsame Zeit am *Paraplegic Center. Jacquelin Perry* hat mich anläßlich dieses Aufenthaltes viel Neues auf dem Gebiet der Paraplegie und der Wirbelsäulenformitäten bei Kindern gelehrt. *Herman Robbins* betonte immer wieder die Wichtigkeit der neurologischen Beurteilung von Wirbelsäulenerkrankungen. *Emanuel Kaplan* hat sich besonders durch die Übersetzung von Duchenne's Buch „Physiologie der Bewegung" ins Englische verdient gemacht. *Ben Golub* hat sich viel Zeit genommen, um anderen sein Wissen über die Wirbelsäule weiterzugeben. Von *Alex Norman* habe ich viel über die Radiologie der Wirbelsäule erfahren. *Al Betcher* machte mich mit der neurologischen Etagendiagnostik bei Patienten mit spinaler Anästhesie bekannt. *Joe Milgram* danke ich für all seine Hilfe während meines Aufenthaltes am Hospital for Joint Diseases.

Alf Nachemson ist ein alter Freund von mir, mit dem ich oft stundenlang über Probleme der Wirbelsäule diskutiert habe. *Nathan Allan* und *Mimi Shore* sind nicht nur berufliche, sondern auch persönliche Freunde, die jederzeit bereit waren, ihr berufliches Wissen und ihre darauf basierende praktische Erfahrung mit mir zu teilen. *Al Grant* und *Lynn Nathanson* danke ich für ihre Hilfe bei der Leitung des Meningomyelozelen-Service. Auch meinen neurochirurgischen Kollegen, besonders *Ken Shulman* und *Stephen Weitz,* aber auch *Hugh Rosomoff,* mit denen ich viele Patienten prae- und postoperativ behandelt habe, danke ich für ihre vielen Diskussionen über die Probleme der neurologischen Etagendiagnostik. *Roberta* und *David Ozerkis* sind mir immer nicht nur Freunde, sondern gleichzeitig auch eine große Hilfe gewesen. *Frank Ferrieri* möchte ich ebenfalls für seine Freundschaft und seine Unterstützung danken.

Arthur und *Wilda Merker* sind ebenfalls meine Freunde. In ihrem hübschen Haus am Meer sind viele Kapitel dieses Buches geschrieben worden. *Muriel Chaleff* hat sich durch seine persönlichen Bemühungen fast professionell an der Vorbereitung des Manuskriptes beteiligt. *Lauretta White* war wohl die Engagierteste bei der Vorbereitung des Manuskriptes. *Anthea Blamire* hat dieses Manuskript schließlich getippt. *Lew Reines* danke ich für die Erstellung des Buches. *Fred Zeller* hat sich bemüht, das Buch in aller Welt zu vertreiben. *Brooks Stewart* gilt Dank für seine Mitarbeit bei der endgültigen Erstellung des Manuskriptes. Der letzte Dank schließlich gilt der *J.B. Lippincott Company,* die dieses Buch publiziert und damit unser Vorhaben zu einem erfolgreichen Abschluß gebracht hat.

Inhalt

Einleitung

Das Rückenmark wird in einzelne Segmente unterteilt. In Höhe eines jeden solchen Segments gehen Nervenwurzeln aus dem Rückenmark ab, die entsprechend benannt werden. Es gibt also insgesamt 8 zervikale, 12 thorakale, 5 lumbale und 5 sakrale Nerven. Die Wurzeln C 5 bis Th 1 innervieren die oberen Extremitäten und die Wurzeln Th 12 bis S 4 die unteren Extremitäten; entsprechend kommt diesen beiden Abschnitten der Wirbelsäule die größte klinische Bedeutung zu.

Pathologische Veränderungen sowohl des Rückenmarks als auch der Nervenwurzeln rufen gewöhnlich entsprechend der betroffenen Etage Symptome und Veränderungen an den Extremitäten hervor. Da jede betroffene Etage ihre eigene und für sie charakteristische neurologische Ausfallssymptomatik hat, ist gewöhnlich schon klinisch eine entsprechende Etagendiagnostik möglich.

Gibt es doch entsprechend diesen Etagen, bzw. entsprechend den daraus abgehenden Nervenwurzeln, ganz bestimmte sensible oder motorische Ausfallserscheinungen bzw. Reflexstörungen an den Extremitäten. Eine Aussage über die Unversehrtheit einer Etage ist deshalb nur dann möglich, wenn man die entsprechenden Dermatome, Myotome und Reflexe kennt. Es gibt nämlich in Abhängigkeit von der betroffenen Etage, bzw. von den betroffenen Nervenwurzeln, Veränderungen in ganz bestimmten Dermatomen (sensible Hautareale, die von einem einzigen Rückenmarkssegment versorgt werden) und Myotomen (Muskelgruppen, die ebenfalls von einem einzigen Rückenmarkssegment innerviert werden). Deshalb ist aufgrund von ganz bestimmten, entsprechenden sensiblen und motorischen Ausfallserscheinungen bzw. Reflexstörungen eine klinische Diagnose der betroffenen Etage möglich.

Motorik

Die motorischen Impulse werden im Rückenmark über die langen Bahnen, insbesondere über den Tractus corticospinalis fortgeleitet. Eine Unterbrechung der Nervenwurzel bewirkt deshalb eine Denervation und entsprechende Paralyse eines ganz bestimmten Myotoms; die Unterbrechung des Traktus selbst hingegen führt zu einer Spastik (Abb. I-1). Druck auf eine Nervenwurzel hingegen kann zu einer entsprechenden muskulären Schwäche führen, die am besten aufgrund der Kriterien, die von der National Foundation of Infantile Paralysis, Inc., Committee on After-Effects, aufgestellt worden sind und die auch von den American and British Academies of Orthopaedic Surgeons (Tab. I-1) übernommen worden sind, beurteilt werden.

Um einen bestimmten Muskel richtig beurteilen zu können, sollte man sich daran erinnern, daß ein „Grad 3-Muskel" ein Gelenk in bestimmten Bewegungsrichtungen, und zwar gegen die Erdschwere bewegen kann. Bei Muskelprüfungen über diesen Grad 3

Tab. I-1: Schema der Muskelbeurteilung

Gradeinteilung	Beschreibung
5 - normal	Normale Beweglichkeit gegen Schwerkraft und vollen Widerstand
4 - gut	Normale Beweglichkeit gegen Schwerkraft und geringen Widerstand
3 - befriedigend	Normale Beweglichkeit gegen Schwerkraft
2 - mäßig	Normale Beweglichkeit ohne Schwerkraft
1 - schlecht	Nur leichte Kontraktionen ohne Gelenkbeweglichkeit
0 - fehlend	Keinerlei Kontraktionen

hinaus (Grad 4 und 5) wird zusätzlicher Widerstand angewandt; bei Prüfungen unterhalb Grad 3 (Grad 2, 1 und 0) bleibt der Faktor Schwerkraft weitgehend unberücksichtigt.

Solche Muskelprüfungen sollten jedoch in regelmäßigen Abständen wiederholt werden, um feststellen zu können, ob sich die befallene Etage geändert hat oder aber es zu einer Verschlechterung oder einer Verbesserung der Muskelfunktion gekommen ist. Wiederholte Muskelfunktionsprüfungen gegen Widerstand geben Aufschluß darüber, ob der Muskel aufgrund seiner eigenen Schwäche oder aufgrund einer neurologischen Störung leichter ermüdbar ist.

Sensibilität

Das Schmerz- bzw. Temperaturempfinden wird im Rückenmark über den lateralen spinothalamischen Traktus fortgeleitet, während die Berührungsempfindlichkeit über den ventralen spinothalamischen Traktus läuft (Abb. I-1). Entsprechend gibt es bei pathologischen Veränderungen des Rückenmarkes bzw. der Nervenwurzeln zuerst eine Abschwächung der Berührungsempfindlichkeit und späterhin einen Verlust der Schmerzempfindlichkeit. Deshalb erholt sich auch nach einer durchgemachten Schädigung die Schmerzempfindlichkeit vor der Berührungsempfindlichkeit. Diese beiden sensiblen Qualitäten müssen deshalb getrennt geprüft werden; die Berührungsempfindlichkeit prüft man am besten mit einem Wattetupfer, während die Schmerzempfindlichkeit mit einer Nadel geprüft wird.

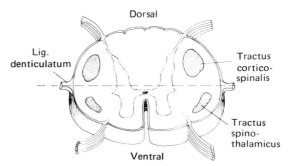

Abb. I-1:   Der kortikospinale und der spinothalamische Traktus.

Zur Prüfung der Schmerzempfindlichkeit führt man am besten mit einer solchen Nadel leichte Stiche aus. Diese Stiche sollten in bestimmten Abständen, jedoch nicht zu schnell, wiederholt werden. Um gleichzeitig beide Seiten vergleichen zu können, kann man auch zwei kleine Zahnrädchen benutzen. Auch Sicherheitsnadeln können verwendet werden. Der Gebrauch normaler Nadeln sollte unterbleiben, da durch die scharfen Oberflächen Verletzungen gesetzt werden könnten. Hat man einmal einen Bezirk verminderter Empfindlichkeit gefunden, so kann dieser weiter eingegrenzt werden, indem man exakt aus diesem Bereich in Richtung eines gesunden Areals weiterprüft. Da solche Sensibilitätsprüfungen weitgehend subjektiv sind, ist die Kooperation des Patienten unerläßlich.

Nachdem man die Sensibilität derart geprüft hat, sollten die Ergebnisse dieser Prüfung auf einem Diagramm mit Dermatomen als normal, hyperästhetisch, hypästhetisch, dysästhetisch oder gar anästhetisch vermerkt werden.

Reflexverhalten

Der Bogen eines Dehnungsreflexes besteht aus der sogenannten Muskelspindel, die in der Lage ist, auf Dehnung zu reagieren, aus dem peripheren Nerv (Axon), der Rückenmarkssynapse und aus Muskelfasern (Abb. I-2). Der Reflex wird reguliert von Impulsen, die vom Gehirn über den langen Traktus (oberes motorisches Neuron) absteigen. Allgemein ist es so, daß eine Unterbrechung des basalen Reflexbogens zu einem totalen Reflexverlust führt, während Druck auf eine Nervenwurzel lediglich eine Reflexabschwächung (Hyporeflexie) bewirkt. Eine Unterbrechung des oberen motorischen Neurons hingegen wird eine Hyperreflexie hervorrufen, da die Regulationskontrolle des Reflexes gestört ist.

Die Reflexqualitäten werden unterteilt in normal, gesteigert oder abgeschwächt; eine solche Aussage ist jedoch nur durch einen Seitenvergleich möglich. Da die Reflexaktivität von Person zu Person verschieden ist, sind es ganz allein diese Seitenvergleiche, die akkurat Aufschluß darüber geben können, ob pathologische Veränderungen vorhanden sind oder nicht.

Eine solche neurologische Etagendiagnostik ist nicht nur möglich zur Beurteilung von Rückenmarksverletzungen, sondern auch zur Beurteilung von Entwicklungsanomalien, Bandscheibenvorfällen, Osteochondrosen sowie pathologischen Veränderungen des Rückenmarkes selbst. All diese pathologischen Prozesse führen nämlich, da das Rückenmark oder die Nervenwurzeln hierbei betroffen sind, zu ganz bestimmten, segmentalen neurologischen Ausfallserscheinungen an den Extremitäten.

Es ist also zu betonen, daß bei pathologischen Veränderungen im Bereich des Rückenmarkes bzw. der Nervenwurzeln — im Gegensatz zu peripheren Nervenveränderungen — entsprechend der segmentalen Versorgung ganz bestimmte neurologische, d.h. sensible oder motorische Ausfallserscheinungen sowie Reflexveränderungen auftreten. Jedes Dermatom bzw. Myotom wird einerseits von einer ganz bestimmten Rückenmarksetage andererseits von einem ganz bestimmten peripheren Nerv versorgt und besitzt deshalb seinen ureigensten Innervationsmodus.

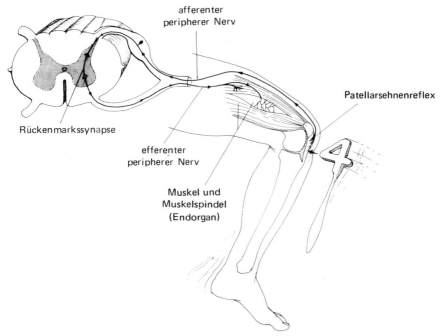

Abb. I-2:   Der Dehnungsreflexbogen.

Teil I
Segmentale Läsionen von Nervenwurzeln

1. Beurteilung von Nervenwurzelläsionen der oberen Extremitäten

Eine neurologische Etagendiagnostik im Bezug auf die Halswirbelsäule ist deshalb möglich, da es bei Läsionen häufig entsprechende neurologische Veränderungen an den oberen Extremitäten gibt (Abb. 1-1). Affektionen des Rückenmarkes selbst bzw. der von ihm abgehenden Nervenwurzeln führen zu sensiblen und motorischen Ausfallserscheinungen sowie zu Reflexveränderungen; stets entspricht der neurologische Ausfall der betroffenen Etage. Somit ist es möglich, durch eine sorgfältige neurologische Untersuchung des Armes die betroffene Etage festzulegen, es mag auch möglich sein, zusätzlich Aufschluß darüber zu erhalten, ob eventuell ein ganzes Sortiment von Veränderungen, die dem Zervikalmark bzw. deren Nervenwurzeln anzulasten sind, vorliegt.

Die nachfolgenden diagnostischen Tests erklären den Zusammenhang zwischen neurologischen Zeichen an den oberen Extremitäten und pathologischen Störungen im Bereich der zervikalen Nervenwurzeln. Um die genaue Etage der Läsion festzulegen, ist es notwendig, die motorischen und sensiblen sowie auch Reflexqualitäten jeder einzelnen Etage im Bereich der oberen Extremitäten auszutesten. Wir beginnen gewöhnlich diese Austestung mit C 5, da diese Etage den obersten Anteil des klinisch so wichtigen Plexus brachialis ausmacht. Obwohl wir auf eine Austestung von C 1 bis C 4 wegen der damit verbundenen Schwierigkeiten verzichten, ist es unbedingt notwendig daran zu denken, daß das Zwerchfell über den N. phrenicus von C 4 her innerviert wird.

Austestung der einzelnen Nervenwurzeln: C 5 bis Th 1

Neurologische Etage C 5:

Muskelprüfung: Die beiden am einfachsten zu prüfenden und von C 5 her innervierten Muskeln sind der Deltoideus und der Bizeps. Während der Deltoideus praktisch allein von C 5 her innerviert wird, ist die Beurteilung des Bizeps schwieriger, da es Überlappungen von C 6 her gibt.

M. deltoideus: C 5 (N. axillaris). Der Deltoideus ist ein dreigeteilter Muskel. Sein vorderer Anteil beugt, der mittlere abduziert und der hintere extendiert den Oberarm im Schultergelenk. Die Abduktion ist allerdings die herausragendste dieser drei Bewegungsmöglichkeiten. Eine isolierte Beurteilung der einzelnen Bewegungsrichtungen stößt aber deshalb auf Schwierigkeiten, da bei allen möglichen Bewegungsrichtungen die einzelnen Bewegungsmöglichkeiten kombiniert werden. Zur Beurteilung des Deltoideus wird deshalb vornehmlich die Abduktion verwandt (Abb. 1-2).

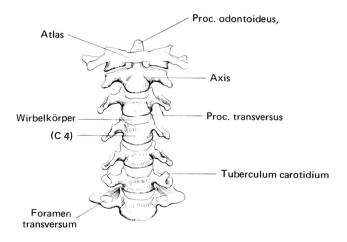

Proc. odontoideus,

Atlas

Axis

Wirbelkörper

Proc. transversus

(C 4)

Tuberculum carotidium

Foramen
transversum

Abb. 1-1:   Die Halswirbelsäule.

Neurologische Etage

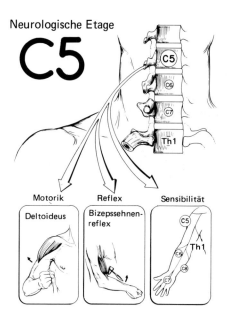

Abb. 1-2:   Neurologische Etage C 5.

Primäre Abduktoren der Schulter (Abb. 1-3).

1 M. deltoideus (mittlerer Anteil)
C 5, C 6 (N. axillaris)

2. M. supraspinatus
C 5, C 6 (N. suprascapularis)

Sekundäre Abduktoren der Schulter

1. M. deltoideus (vorderer und hinterer Anteil)

2. M. serratus anterior (durch direkte Stabilisierung
der Scapula als Voraussetzung für eine Abduktion
der Schulter).

Man stellt sich hinter den Patienten und fixiert mit einer Hand das Akromion. Dann läßt man die stabilisierende Hand leicht nach lateral hin gleiten, so daß man bei gleichzeitigem Stabilisieren des Schultergürtels den mittleren Anteil des Deltamuskels tasten kann.

Nun wird der Patient aufgefordert, den Arm zu abduzieren und gleichzeitig das Ellbogengelenk um 90° zu beugen. Während der Patient weiter abduziert, erhöht der Untersucher mit der anderen Hand den Widerstand gegen diese Bewegungsrichtung immer weiter, um feststellen zu können, bis zu welchem Punkt dieser Widerstand kompensiert zu werden vermag (Abb. 1-4). Das Ergebnis der Untersuchungen wird dann in eine graduierte Muskeltabelle (siehe Seite 2) eingetragen.

M. bizeps: C 5 bis C 6 (N. musculocutaneus). Der Bizeps fungiert als Beuger der Schulter und des Ellbogens sowie als Supinator des Unterarmes (Abb. 1-5); um sich die Vielfalt dieser Funktionsmöglichkeiten vor Augen zu führen, stelle man sich einen Mann vor, der einen Korkenzieher in eine Weinflasche dreht (Supination), dann diesen Korken herauszieht (Beugung im Ellbogengelenk) und daraufhin den Wein trinkt (Beugung der Schulter) (Abb. 1-6). Es reicht allerdings zur Prüfung der neurologischen Unversehrtheit von C 5 aus, die Beugekraft des Bizeps im Ellbogengelenk allein zu prüfen; zumal der Brachialis als weiterer Ellbogenbeuger nicht nur gleichzeitig mitgetestet wird, sondern darüber hinaus ebenfalls von C 5 her innerviert wird.

Um die Beugung im Ellbogengelenk zu prüfen, stelle man sich vor den Patienten, und zwar leicht in Richtung der Seite, die geprüft werden soll. Der Arm wird stabilisiert, indem man ihn direkt oberhalb der Streckseite des Ellbogengelenkes mit der Hand unterstützt. Der Unterarm sollte supiniert bleiben, um zu verhindern, daß durch das Hinzutreten weiterer Muskeln die Beugung im Ellbogengelenk unterstützt wird. Nun wird der Patient aufgefordert, seinen Arm langsam zu beugen. Sobald diese Beugung einen Winkel von 45° erreicht, wird solange Widerstand angewendet, bis dieser nicht mehr kompensiert werden kann (Abb. 1-7).

Schulter-Abduktion

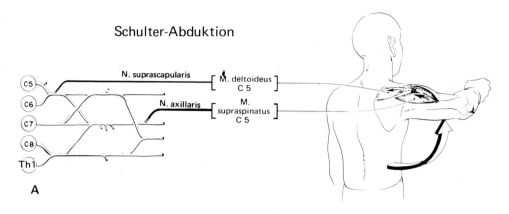

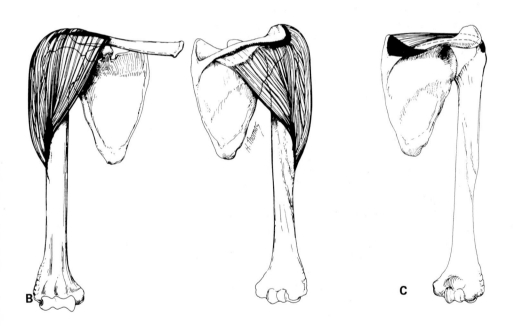

Abb. 1-3: A. Schulterabduktion.
       B. M. deltoideus.
          Ursprung: Laterales Drittel der Clavicula, oberer Anteil des Acromion, Spitze der Scapula.
          Ansatz: Tuberositas deltoidea des Humerus.
       C. M. supraspinatus.
          Ursprung: Fossa supraspinalis der Scapula.
          Ansatz: Oberer Anteil des tub. majus des Humerus, Kapsel des Schultergelenkes.

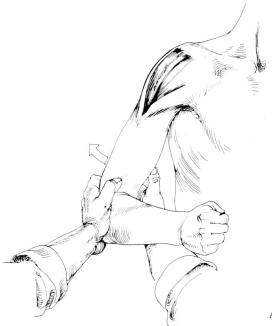

Abb. 1-4:   Prüfung der Schulterabduktion.

Ellbogen-Flexion und -Extension

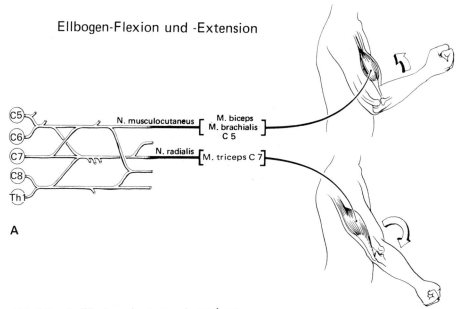

A

Abb. 1-5:   A. Ellenbogenbeugung und -streckung.
B. M. biceps brachii (li.).
  Ursprung: Kurzer Kopf von der Spitze des Proc. coracoideus der Scapula, langer
      Kopf von der Tuberositas supraglenoidalis der Scapula.
  Ansatz: Radiale Tuberositas und an den Ursprüngen der Unterarmbeuger.
C. M. brachialis (re.).
  Ursprung: Untere 2/3 der vorderen Humerusfläche.
  Ansatz: Proc. coronoideus und Tuberositas der Ulna.

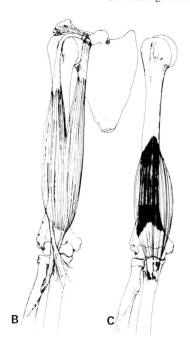

Abb. 1-5
(s. Text S. 8)

B   C

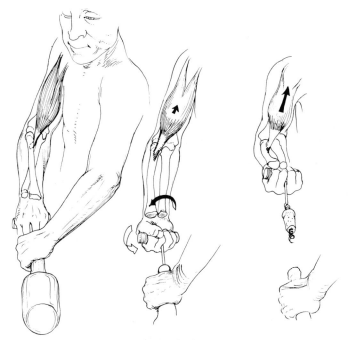

Abb. 1-6: Verschiedene Funktionen des Bizeps.
(Hoppenfeld, S.: Physical Examination of the Spine and Extremities, Appleton-Century-Crofts.).

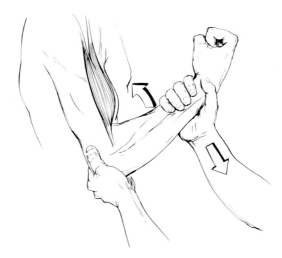

Abb. 1-7:   Prüfung der Bizepsfunktion.

Prüfung des Reflexverhaltens:

Bizepssehnenreflex. Ein regelrecht auslösbarer Bizepssehnenreflex spricht für eine Intaktheit der Etage C 5, obwohl auch C 6-Komponenten in diesen Reflex hinein-fließen. Man sollte sich jedoch im klaren darüber sein, daß schon eine leichte Reflex-abschwächung im Vergleich zur Gegenseite pathologisch ist, da ja — wie oben erwähnt — der Bizeps praktisch von 2 Etagen her innerviert wird.

Um den Bizepssehnenreflex zu prüfen, sollte der Unterarm des Patienten bequem auf dem Unterarm des Untersuchers ruhen. Der Arm des Patienten sollte weiterhin durch die medial am Ellbogengelenk liegende Hand des Untersuchers unterstützt werden. Dann legt man den Daumen direkt auf die Bizepssehne im Bereich der Fossa cubitalis des Ellbogens (Abb. 1-8). Um die Bizepssehne genau zu lokalisieren, ist es ratsam, den Patienten aufzufordern, das Ellbogengelenk einmal leicht zu beugen, da dadurch die Bizepssehne unter dem Daumen hervorspringt.

Daraufhin wird der Patient aufgefordert, seinen Arm soweit wie möglich zu entspannen, so daß er praktisch mit nahezu 90° gebeugtem Ellbogengelenk auf dem Arm des Untersuchers ruht. Dann berührt man mit der schmaleren Seite des Reflexhammers den Daumennagel. Der Bizeps sollte sodann leicht anspringen, und diese Bewegung sollte man entweder sehen, zumindest aber fühlen.

Um sich die Reflexetage C 5 leichter merken zu können, denke man daran, daß bei Berührung der Bizepssehne sich die 5 Finger in einer geringschätzigen Gebärde anheben (Abb. 1-8).

Prüfung der Sensibilität:

Laterale Seite des Armes (N. axillaris). Die gesamte laterale Zirkumferenz des Oberarmes, angefangen von der Schulterhöhe bis zum Ellbogen hin wird von C 5 her sensibel versorgt. Das eigentliche sensible Versorgungsareal des N. axillaris liegt direkt im Bereich der lateralen Anteile des M. deltoideus. Diese umschriebene sensible Zone des Dermatoms C 5 ist ein brauchbarer Indikator für traumatische Veränderungen sowohl des N. axillaris als auch der Wurzel C 5 (Abb. 1-9).

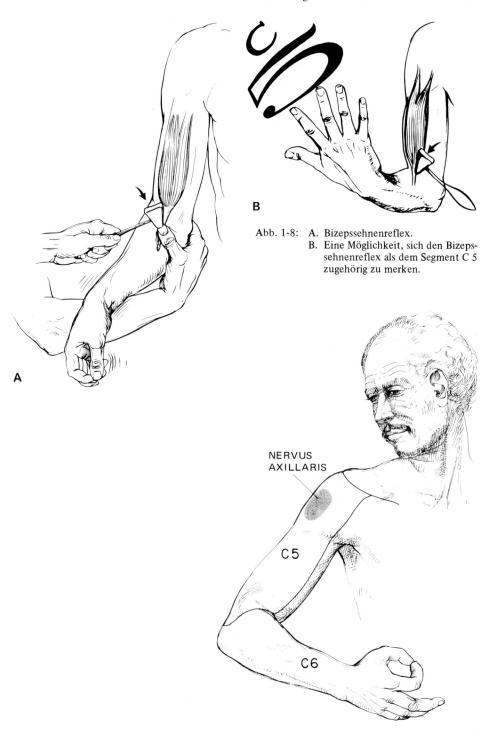

B

Abb. 1-8: A. Bizepssehnenreflex.
              B. Eine Möglichkeit, sich den Bizeps-
                 sehnenreflex als dem Segment C 5
                 zugehörig zu merken.

A

NERVUS
AXILLARIS

C 5

C 6

Abb. 1-9:   Die Sensibilitätsausbreitung der neurologischen Etage C 5.

Neurologische Etage C 6:

Muskelprüfung. Weder die Gruppe der Handgelenksstrecker noch der Bizeps werden allein von C 6 her innerviert. Während die Handgelenksstrecker sowohl von C 6 als auch von C 7 her versorgt werden, wird der Bizeps von C 5 und C 6 innerviert (Abb. 1-10).

Die Gruppe der Handgelenksstrecker: C 6 (N. radialis) (Abb. 1-11).

Radiale Strecker:

>   1. M. extensor carpi radialis longus und brevis
>   N. radialis, C 6

Ulnare Strecker:

>   1. M. extensor carpi ulnaris, C 7.

Zur Prüfung der Streckung im Handgelenk wird der Unterarm des Patienten durch die auf der Dorsalseite des Handgelenkes liegende Handfläche des Untersuchers stabilisiert, während die Finger des Untersuchers das Handgelenk umfassen. Dann fordert man den Patienten auf, das Handgelenk zu strecken. Sobald das Handgelenk völlig gestreckt ist, legt man die Handinnenfläche auf die Streckseite der Hand des zu Untersuchenden und versucht, das Handgelenk aus der gestreckten Stellung nach unten zu drücken (Abb. 1-12). Normalerweise ist es nicht möglich, dies zu tun. Man sollte jedoch auch die Gegenseite prüfen. Man beachte dabei, daß der größte Teil der Handgelenksstreckung durch die radialwärtigen Strecker, die von C 6 her innerviert werden, geschieht und daß auch der von C 7 her innervierte M. extensor carpi ulnaris bei der Streckung mitwirkt. Es wird sich also in Verbindung mit einer Handgelenksstreckung, sobald C 6 geschädigt, C 7 jedoch intakt ist, eine gleichzeitige Abweichung zur ulnaren Seite hin finden. Ist hingegen bei einer Verletzung des Rückenmarkes C 7 geschädigt und C 6 intakt, so wird es in Verbindung mit einer Streckung des Handgelenks gleichzeitig eine Abweichung zur radialwärtigen Seite hin geben.

Bizeps: C 6 (N. musculocutaneus). Der M. biceps wird zwar hauptsächlich von C 5, jedoch teilweise auch von C 6 her innerviert. Man prüft diesen Muskel, indem man das Ellbogengelenk beugen läßt (Details siehe S. 10).

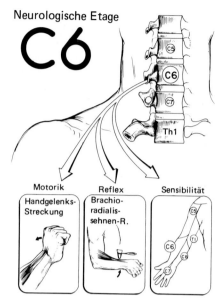

Abb. 1-10: Neurologische Etage C 6.

Handgelenks-Extension und -Flexion

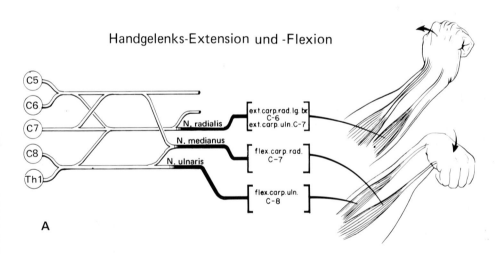

A

Abb. 1-11: A. Handgelenksstreckung und -beugung.
      B. M. extensor carpi ulnaris (li.).
         Ursprung: an der gemeinsamen Strecksehne am lateralen Epicondylus des Humerus
                    und von der hinteren Grenze der Ulna.
         Ansatz: Medialseite an der Basis des 5. Mittelhandknochens.
      C. M. extensor carpi radialis longus (re.).
         Ursprung: Unteres Drittel der lateralen suprakondylären Oberarmrinne und laterales
                    intermuskuläres Septum.
         Ansatz: Dorsalseite der Basis des 2. Mittelhandknochens.
      C. M. extensor carpi radialis brevis (re.).
         Ursprung: von der gemeinsamen Strecksehne am lateralen Epicondylus des
                    Humerus, radiales Kollateralband des Ellbogengelenkes, intermuskuläres
                    Septum.

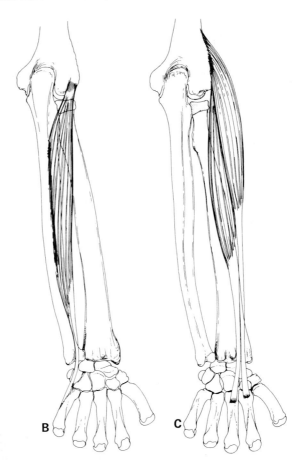

Abb. 1-11
(s. Text S. 13)

B

C

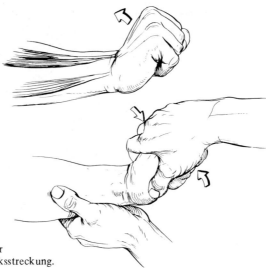

Abb. 1-12: Prüfung der
Handgelenksstreckung.

Prüfung des Reflexverhaltens:

Brachioradialis-Reflex. Der Brachioradialis wird über den N. radialis von C 6 her innerviert. Um den Reflex zu prüfen, unterstützt man den Arm des Patienten genau wie bei Prüfung des Bizepssehnenreflexes. Dann berührt man mit der abgeflachten Seite des Reflexhammers die Sehne des Brachioradialis im Bereich des distalen Radiusanteils; es sollte sich daraufhin ein geringes radiales Zucken ergeben (Abb. 1-13). Auch hierbei muß wieder die Gegenseite zum Vergleich herangezogen werden. Der Brachioradialis-Reflex ist der ausschlaggebende Reflex für die Etage C 6.

Bizepssehnenreflex. Der Bizepssehnenreflex zeigt Veränderungen sowohl der Etage C 5 als auch der Etage C 6 an. Wie oben bereits erwähnt, zeigt sich deshalb wegen dieser zweifachen Innervation bei pathologischen Veränderungen der entsprechenden Etagen oftmals lediglich nur eine leichte Abschwächung. Hauptsächlich spricht der Bizepssehnenreflex jedoch für die Etage C 5. Um den Bizepssehnenreflex auszulösen, berühre man die Bizepssehne in ihrem Verlauf über dem Ellbogengelenk (Details siehe S. 10).

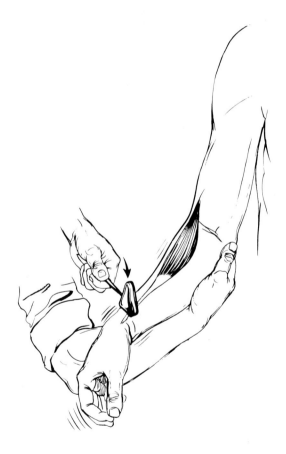

Abb. 1-13: Brachioradialisreflex. C 6.

Sensibilitätsprüfung:

Lateraler Unterarm (N. musculocutaneus). Der laterale Unterarm, der Daumen, der Zeigefinger und eine Hälfte des Mittelfingers werden sensibel von C 6 innerviert. Man kann sich leicht an diese sensible C 6-Innervation erinnern, indem man daran denkt, daß der Daumen, der Zeigefinger und der Mittelfinger dann eine 6 bilden, wenn man mit der Kuppe des Zeigefingers die Kuppe des Daumens berührt und gleichzeitig den Mittelfinger leicht extendiert (Abb. 1-14).

Neurologische Etage C 7:

Muskelprüfung. Der Trizeps, die Handgelenksbeuger und auch die Fingerstrecker werden zwar teilweise von C 8, vorwiegend jedoch von C 7 versorgt.

M. triceps: C 7 (N. radialis) (Abb. 1-15). Der Trizeps ist ein primärer Ellbogenstrekker. Um den Trizeps zu prüfen, stabilisiert man den Arm des Patienten direkt oberhalb des Ellbogengelenkes und fordert ihn auf, den Arm aus der gebeugten Stellung heraus zu strecken. Bevor dabei 90° erreicht werden, setzt man diesem Durchstrecken solange Widerstand entgegen, bis dieser Widerstand nicht mehr kompensiert werden kann (Abb. 1-16). Dieser Widerstand sollte jedoch konstant und fest sein, da ein ruckartiger und drückender Widerstand keine genauen Rückschlüsse zuläßt. Man sollte auch daran denken, daß die Schwerkraft normalerweise bei der Ellbogengelenksstreckung mithilft; daran und auch an das Gewicht des Armes muß man denken, falls die Ellbogengelenksstreckung sehr schwach ist. Erscheint die Streckfähigkeit schwächer als bei Grad 3, sollte man versuchen, den Trizeps in einer schwerkraftfreien Ebene zu prüfen. Ein genügend starker Trizeps ist deshalb so wichtig, weil er dem Patienten erlaubt, sich auf einer Krükke oder einer Gehstütze abzustützen (Abb. 1-17).

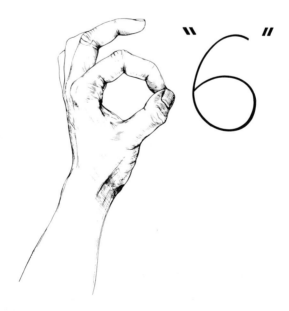

Abb. 1-14: Eine Möglichkeit, sich an das sensible Dermatom C 6 zu erinnern.

Neurologische Etage

C7

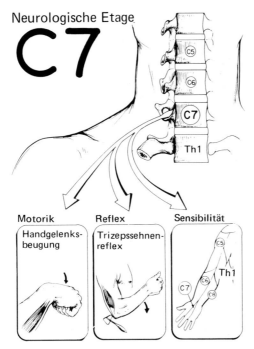

Abb. 1-15: Neurologische Etage C 7.

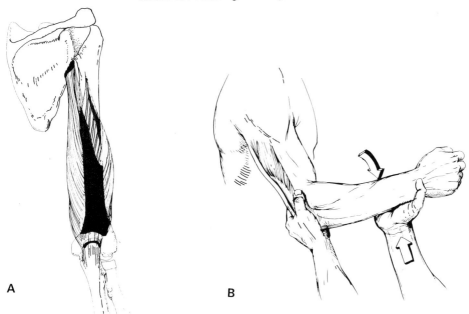

A

B

Abb. 1-16: A. M. triceps brachii.
  Ursprung: Langer Kopf von der Tuberositas infraglenoidalis der Scapula, lateraler
       Kopf vom hinteren und lateralen Anteil des Humerus, medialer Kopf
       von der unteren und hinteren Fläche des Humerus.
  Ansatz: Oberer und hinterer Anteil des Olecranon und tiefe Unterarmfaszie.
  B. Prüfung des Trizeps.

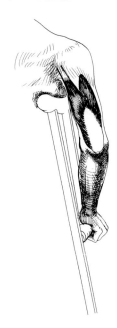

Abb. 1-17: Das Gehen mit einer Krücke erfordert einen intakten Trizeps.

Gruppe der Handgelenksbeuger: C 7 (N. medianus und N. ulnaris) (Abb. 1-11).

1. M. flexor carpi radialis
   N. medianus, C 7

2. M. flexor carpi ulnaris
   N. ulnaris, C 8

Der M. flexor carpi radialis (C 7) ist von diesen beiden Muskeln wohl der wichtigere Handgelenksbeuger, da er die meiste Kraft bei der Handgelenksbeugung liefert. Der Flexor carpi ulnaris hingegen, der hauptsächlich durch C 8 innerviert wird, liefert bei der Handgelenksbeugung viel weniger Kraft; er fungiert dafür aber als Führung bei der Beugung. Um dies zu verstehen, vergegenwärtige man sich die ulnare Abweichung, die bei einer Beugung normalerweise auftritt.

Um die Handgelenksbeugung zu prüfen, fordere man den Patienten auf, eine Faust zu machen. Da die Fingerbeuger auch als Handgelenksbeuger fungieren können, hat man auf diese Art und Weise ihre Wirkung auf die Handgelenksbeugung ausgeschaltet. Man stabilisiert dann das Handgelenk und fordert den Patienten auf, es mit geschlossener Faust zu beugen. Sobald die Handgelenksbeugung erreicht ist, versucht man, indem man die Faust des Patienten faßt, das Handgelenk aus dieser Beugestellung herauszubringen (Abb. 1-18).

Fingerstrecker: C 7 (N. radialis) (Abb. 1-19)

1. M. extensor digitorum communis

2. M. extensor indicis proprius

3. M. extensor digiti minimi

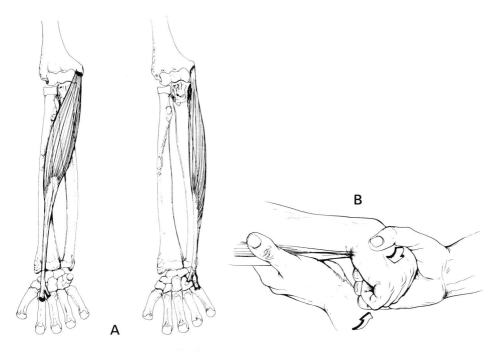

Abb. 1-18: A. M. flexor carpi radialis (li.).
        Ursprung: Gemeinsame Beugesehne am medialen Epicondylus des Humerus,
                       Faszie des Unterarms.
        Ansatz: Basis des 2. und 3. Mittelhandknochens.
      A. M. flexor carpi ulnaris (re.).
        Ursprung: Oberarmanteil von der gemeinsamen Beugesehne am medialen
                       Epicondylus des Humerus, ulnarer Anteil vom Olecranon und dem
                       dorsalen Anteil der Ulna.
        Ansatz: Os pisiforme und hamatum, 5. Mittelhandknochen.
      B. Prüfung der Handgelenksbeuger.

Finger-Extension und -Flexion

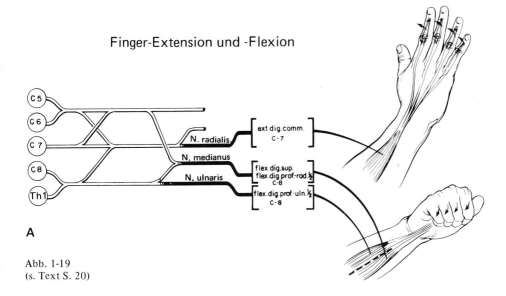

Abb. 1-19
(s. Text S. 20)

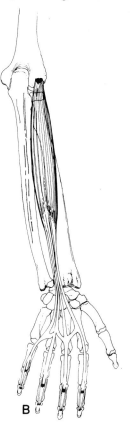

B

Abb. 1-19: A. Fingerstreckung und -Beugung. Fingerstreckung C 7,
Fingerbeugung C 8.
B. M. extensor digitorum.
Ursprung: Lateraler Epicondylus des Humerus
mittels der gemeinsamen Streckersehnen,
intermuskuläres System.
Ansatz: Lateraler und dorsaler Anteil der mittleren
4 Finger.

Um die Fingerstrecker zu prüfen, stabilisiere man das Handgelenk in neutraler Position. Man fordert dann den Patienten auf, seine Fingergrundgelenke zu strecken und gleichzeitig die Fingermittel- und -endgelenke zu beugen, da auf diese Art und Weise eine Unterstützung der langen Fingerstrecker durch die kleinen Handmuskeln verhindert wird. Dann legt man die Hand auf die Streckseite der voll durchgestreckten Finger, umgreift diese und versucht sie nach unten zu drücken (Abb. 1-20).

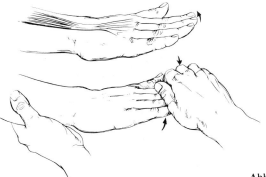

Abb. 1-20: Prüfung der Fingerstreckung.

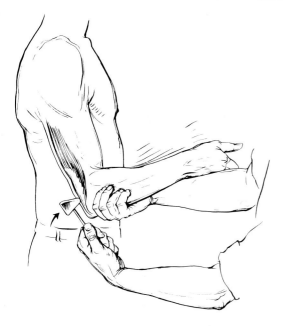

Abb. 1-21: Trizepssehnenreflex.

Reflexprüfung:

Trizepssehnenreflex. Der Trizepssehnenreflex wird durch C 7-Anteile des N. radialis innerviert.

Bei der Prüfung des Reflexes ruht der Unterarm des Patienten auf dem Unterarm des Untersuchers, genau wie dies bei der Prüfung des Bizepssehnenreflexes beschrieben worden ist. Man fordert den Patienten auf, den Arm völlig locker zu lassen. Wenn man dann fühlt, daß der Arm völlig entspannt ist, berührt man die Trizepssehne an der Stelle, wo sie die Fossa olecrani kreuzt (Abb. 1-21). Der Trizeps sollte daraufhin leicht zucken; man kann dies in Höhe des Unterarmes entweder fühlen oder auch sehen.

Sensibilitätsprüfung:

Mittelfinger: C 7 versorgt sensibel den Mittelfinger. Da aber der Mittelfinger darüber hinaus auch von C 6 und C 8 versorgt wird, ist eine genaue sensible Prüfung von C 7 nicht möglich.

Neurologische Etage C 8:

Muskelprüfung.

Fingerbeuger (Abb. 1-19)

1. M. flexor digitorum superficialis
   N. medianus, C 8

2. M. flexor digitorum profundus
   N. medianus und N. ulnaris, C 8

3. Mm. lumbricales
   N. medianus und N. ulnaris, C 8 (Th 1)

Der Flexor digitorum profundus, der die distalen Interphalangealgelenke beugt und
die Lumbricales, die die Metacarpophalangealgelenke beugen, werden gewöhnlich auf
der Ulnarseite vom N. ulnaris und auf der Radialseite vom N. medianus versorgt. Ist
die Nervenwurzel C 8 jedoch geschädigt, führt dies zu einer Schwächung sämtlicher
tiefen Fingerbeuger und somit zu einer sekundären Abschwächung aller Fingerbeuger.
Liegt jedoch lediglich eine periphere Schädigung des N. ulnaris vor, so besteht nur im
Bereich des Ring- und Kleinfingers eine Schwächung. Der Flexor digitorum superficialis
hingegen, der die proximalen Interphalangealgelenke beugt, wird nur vom N. medianus
innerviert und wird deshalb nur durch Schädigungen von C 8 oder aber peripheren
Schädigungen des N. medianus betroffen (Abb. 1-22).

Um die Fingerbeugung zu prüfen, fordert man den Patienten auf, die Finger in
sämtlichen Fingergelenken, d.h. sowohl in den Metacarpophalangeal- als auch in
den proximalen und distalen Interphalangealgelenken zu beugen. Daraufhin verhakt
man die eigenen 4 Langfinger mit denen des Patienten (Abb. 1-23) und versucht so,
die Finger des Patienten aus der Beugung herauszuziehen. Bei der Auswertung dieser
Prüfung sollte man darauf achten, in welchen Gelenken diesem Zug nicht standgehal-
ten werden konnte. Normalerweise jedoch sollten sämtliche Gelenke gebeugt bleiben.
Zur Erinnerung an die motorische C 8-Innervation denke man daran, daß die ineinander verhakten Langfinger des Untersuchers und des Patienten von seitlich her gesehen
eine 8 bilden. (Abb. 1-24)

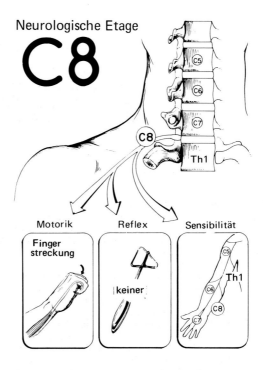

Abb. 1-22: Neurologische Etage C 8.

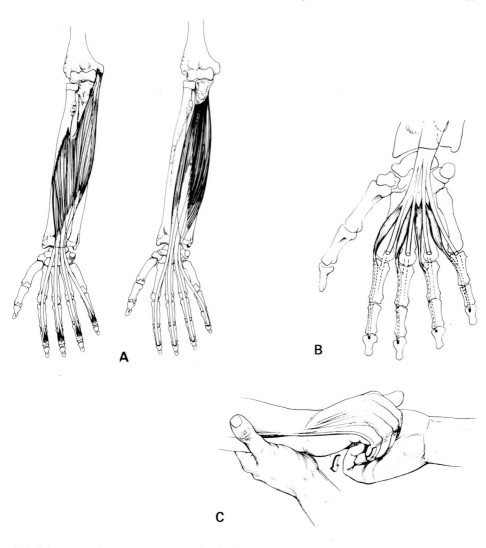

Abb. 1-23: A. M. flexor digitorum superficialis (li.).

      Ursprung: Oberarmanteil von der gemeinsamen Sehne am Epicondylus
                  medialis des Humerus, ulnarer Anteil vom Processus coronoideus
                  der Ulna, radialer Anteil von der schräg verlaufenden Linie am Radius.

      Ansatz: Ränder der palmaren Seite der Mittelglieder der mittleren 4 Finger.

      M. flexor digitorum profundus (re.).

      Ursprung: Medialer und vorderer Anteil der Ulna, Membrana interossea, tiefe
                  Unterarmfaszie.

      Ansatz: Distale Endglieder der mittleren 4 Finger.

   B. Mm. lumbricales (siehe Gegenseite).

      Ursprung: Es gibt 4 Lumbricales, die alle von der gemeinsamen Sehne des Flexor
                  digitorum entspringen, der erste von der Radialseite der Zeigefingersehne,
                  der zweite von der Radialseite der Mittelfingersehne, der dritte von der
                  Gegenseite der Mittelfingersehne bzw. von der Sehne des Ringfingers, der
                  vierte von der benachbarten Seite der Sehne des Ring- und Kleinfingers.

      Ansatz: Zusammen mit den Sehnen des Extensor digitorum und der Interossei
                  an der Basis der Endglieder der mittleren 4 Finger.

   C. Prüfung der Fingerbeugung.

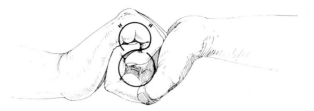

Abb. 1-24: Eine Möglichkeit, sich daran zu erinnern, daß C 8 die Fingerbeuger innerviert.

Sensibilitätsprüfung:

Medialer Unterarm (N. cutaneus antebrachii medialis). Die sensible Innervation des Ring- und Kleinfingers sowie des distalen Anteiles des Unterarmes geschieht durch C 8. Die ulnare Seite des Kleinfingers jedoch ist dabei das eigentliche sensible Versorgungsgebiet des N. ulnaris (der vornehmlich von C 8 gespeist wird) und eignet sich deshalb am besten zur sensiblen Prüfung von C 8. Natürlich sollte man auch die Gegenseite prüfen und dann die Endresultate als normal, herabgesetzt (Hypästhesie), vermehrt (Hyperästhesie) oder nicht empfindlich (Anästhesie) dokumentieren.

Neurologische Etage Th 1:

Man kann die Etage Th 1 lediglich sensibel und motorisch prüfen, da diese Etage wie C 8 keinen korrespondierenden Reflex hat (Abb. 1-25).

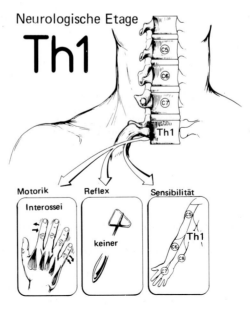

Abb. 1-25: Neurologische Etage Th 1.

Muskelprüfung:

Fingerabduktion (Abb. 1-26)

1. Dorsale Interossei (Man kann auch die Abkürzung „DAB" benutzen, die besagt, daß die Dorsalen Interossei ABduzieren)
   N. ulnaris, Th 1

2. M. abductor digiti V.
   N. ulnaris Th 1

Man beachte, daß alle kleinen Handmuskeln von Th 1 innerviert werden. Um die Fingerabduktion zu überprüfen, fordere man den Patienten auf, die gestreckten Finger auseinander zu spreizen. Man versuche dann, die auseinandergespreizten Finger zusammenzudrücken, indem man den Zeigefinger an den Mittel-, Ring- und Kleinfinger, den Mittel- an den Ring- und Kleinfinger und den Ringfinger an den Kleinfinger zu drücken versucht (Abb. 1-27). Man achte dabei auf eventuelle Abschwächungen zwischen 2 Fingern und prüfe außerdem zum Vergleich auch die Gegenseite.

Man denke darüber hinaus daran, daß man beim Versuch, den Kleinfinger an den Ringfinger zu drücken, den Abductor digiti V. prüfen kann.

Fingeradduktion (Abb. 1-26).

Primäre Adduktoren:

1. Palmare Interossei (die Abkürzung „PAD" weist darauf hin, daß die Palmaren Interossei ADduzieren)
   N. ulnaris, C 8, Th 1

Finger-Abduktion und -Adduktion

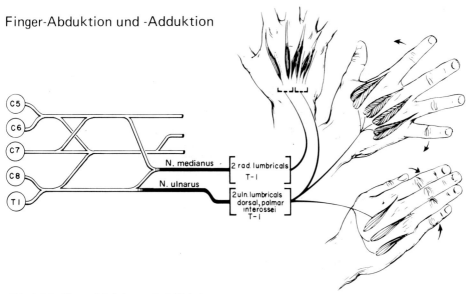

Abb. 1-26: Fingerabduktion und -Adduktion.
Mm. interossei dorsales.
Ursprung: Es gibt 4 dorsale Interossei, die jeweils von den benachbarten Seiten der Mittelhandknochen entspringen.
Ansatz: Erster an der Radialseite des Grundgliedes des 2. Fingers, zweiter an der Radialseite des Grundgliedes des 3. Fingers, dritter an der Ulnarseite des Grundgliedes des 3. Fingers, vierter an der Ulnarseite des Grundgliedes des 4. Fingers.

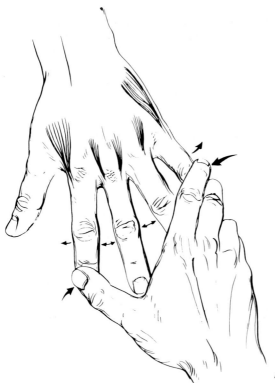

Abb. 1-27: Prüfung der Fingerabduktion.

Um die Fingeradduktion zu prüfen, fordere man den Patienten auf, die ausgestreckten Finger zusammenzuhalten, während man selbst versucht, sie auseinander zu spreizen. Man prüft dabei jeweils 2 Finger: den Zeige- und Mittelfinger, den Mittel- und Ringfinger sowie den Ring- und Kleinfinger.

Man kann die Fingeradduktion darüber hinaus auch prüfen, indem man ein Stück Papier zwischen 2 Fingern festhalten läßt und versucht, es herauszuziehen. Man vergleiche auch hierbei mit der Gegenseite (Abb. 1-28). Um sich die Etage Th 1 besser merken zu können, denke man daran, daß man anstelle eines Stückes Papier auch eine 1-Dollar-Note verwenden kann und sich somit durch diese 1-Dollar-Note an die Etage Th 1 erinnert.

Sensibilitätsprüfung:

Medialer Arm (N. cutaneus brachii medialis). Die obere Hälfte des medialen Unterarmes sowie der mediale Anteil des Armes wird sensibel von Th 1 her versorgt.

Zusammenfassung:

Man kann folgendes Schema zur neurologischen Etagendiagnostik an den oberen Extremitäten empfehlen. Man prüfe zuerst die Motorik, dann das Reflexverhalten und zuletzt die Sensibilität. Diese Methode beinhaltet ein Minimum an Aufwand und bedeutet außerdem eine nur minimale Belästigung für den Patienten.

Die *Motorik* der Hand und des Handgelenkes kann mit minimalen Aufwand an Bewegungen von seiten des Untersuchers als auch vom Patienten her beurteilt werden. Sowohl die Handgelenksstreckung als auch -beugung, die Fingerstreckung und -beugung, aber auch die Fingerab- und -adduktion können mittels ineinanderfließender Bewegungsabläufe geprüft werden. Man hat somit C 6, C 7, C 8 und auch Th 1 motorisch getestet, und es verbleibt lediglich noch die Beurteilung von C 5 im Bereich des Bizeps und des Deltoideus (Abb. 1-29).

Auch das *Reflexverhalten* kann deshalb so leicht und elegant geprüft werden, da man sämtliche Reflexe aus der gleichen Position von Untersucher und Untersuchtem heraus prüfen kann. In dieser Position braucht man mit dem Reflexhammer lediglich die entsprechende Sehne zu berühren – die Bizepssehne zur Prüfung von C 5, die Brachioradialissehne zur Prüfung von C 6 und schließlich die Trizepssehne zur Prüfung von C 7 (Abb. 1-30).

Abb. 1-28: Prüfung der Fingeradduktion.

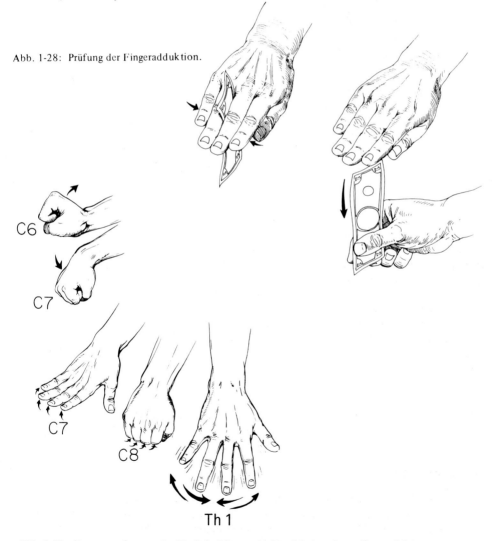

Abb. 1-29: Zusammenfassung der Muskelprüfungen im Bereich der oberen Extremität.

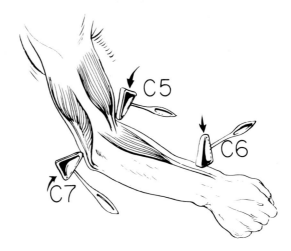

Abb. 1-30: Zusammenfassung der Reflexprüfung an den oberen Extremitäten.

In der gleichen eleganten Art überprüft man schließlich die *Sensibilität*. Man beginnt am Oberarm (C 5) und erreicht schließlich über den Unterarm (C 6) die Finger (C 6, C 7 und C 8). Während man abwärts die Streckseite geprüft hat, geht man von den Fingern her auf der Beugeseite wieder nach oben und prüft somit im Bereich des Unterarmes C 8, am Oberarm Th 1 und schließlich in der Axilla Th 2 (Abb. 1-31).

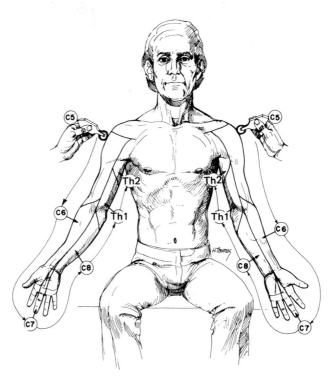

Abb. 1-31: Zusammenfassung der sensiblen Dermatome der oberen Extremität.

Neurologische Etagen der oberen Extremität

Motorik:

C 5 – Schulterabduktion
C 6 – Handgelenksstreckung
C 7 – Handgelenksbeugung und Fingerstreckung
C 8 – Fingerbeugung
Th 1 – Fingerabduktion, -adduktion

Sensibilität:

C 5 – Lateraler Arm
C 6 – Lateraler Unterarm, Daumen, Zeigefinger
C 7 – Mittelfinger (variabel)
C 8 – Medialer Unterarm, Ringfinger, Kleinfinger
Th 1 – Medialer Arm
Th 2 – Axilla

Reflex:

C 5 – Bizeps
C 6 – Brachioradialis
C 7 – Trizeps

Klinische Anwendung der neurologischen Etagendiagnostik

Zervikale Bandscheibenvorfälle:

Weil es 8 Zervikalnerven, aber nur 7 Halswirbelkörper gibt, tritt der 1. Zervikalnerv zwischen dem Hinterhaupt und C 1, der 6. z.B. zwischen C 5 und C 6 und der 8. schließlich zwischen C 7 und Th 1 aus. (Abb. 1-32). Somit kann eine vorgefallene Bandscheibe auf die darüber austretende Nervenwurzel, die durch das Foramen intervertebrale zieht, drücken und somit ein spezifisches Wurzelkompressionssyndrom verursachen. Ein Bandscheibenvorfall bei C 5/C 6 würde so z.B. auf die Wurzel C 6 drücken (Abb. 1-33). Zwischen C 5/C 6 ist normalerweise mehr Beweglichkeit möglich als zwischen den anderen Halswirbelkörpern, außer jedoch zwischen den speziellen Gelenkverbindungen zwischen Hinterhaupt und C 1 bzw. zwischen C 1 und C 2 (Abb. 1-34, 1-35). Diese größere Beweglichkeit in dieser Etage birgt somit ein größeres Erkrankungspotential; aus diesem Grunde ist insbesondere die Etage C 5/C 6 vor allem von Bandscheibenvorfällen und Osteochondrosen betroffen. Mit zunehmendem Alter kommt es jedoch auch zu einer zunehmenden Zahl von Bandscheibenvorfällen bei C 6/C 7; warum dies so ist, ist noch weitgehend unbekannt.

Eine Bandscheibe muß nach hinten vorfallen, um auf die Nervenwurzel drücken zu können. Dies geschieht gewöhnlich aus 2 Gründen: Der primär intakte Anulus fibrosus ist wohl nach ventral kräftig, zeigt nach hinten jedoch Schwachstellen; zweitens ist auch das vordere Längsband stärker ausgebildet und damit kräftiger als das viel schmalere hintere Längsband. Wird die Bandscheibe nun unter Druck gesetzt, fällt sie natürlich in Richtung des geringsten Widerstandes, also nach hinten, vor. Das hintere Längsband ist jedoch rhomboidartig geformt, deshalb kommt es auch zu seitlichen Vorfällen (Abb. 1-36); da also ein Bandscheibenvorfall auch das schwächer ausgebildete hintere Längsband umgehen kann, sucht er sich gewöhnlich, entsprechend dem geringsten Widerstand, einen Ausweg nach lateral und fällt in dieser Richtung vor.

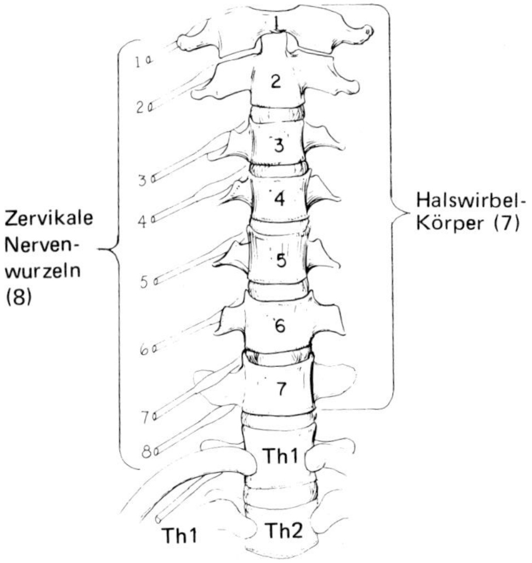

Zervikale
Nerven-
wurzeln
(8)

Halswirbel-
Körper (7)

1 a

2 a

3 a

4 a

5 a

6 a

7 a

8 a

2

3

4

5

6

7

Th1

Th1   Th2

Abb. 1-32: Halswirbelkörper und Nervenwurzeln.

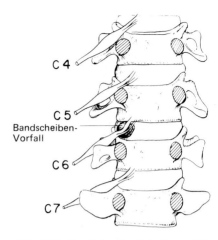

C 4

C 5

Bandscheiben-
Vorfall

C 6

C 7

Abb. 1-33: Zervikaler Bandscheibenvorfall.

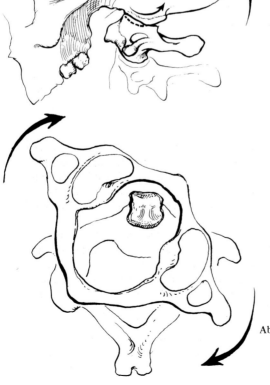

Abb. 1-34: Spezielle Gelenkverbindung
zwischen dem Hinterhaupt
und C 1, die mehr als 50% der
Beuge- und Streckmöglichkeit
der Halswirbelsäule zuläßt.

Abb. 1-35: Spezielle Gelenkverbindung
zwischen C 1 und C 2, die mehr
als 50% der Rotationsbewegungen
der Halswirbelsäule ermöglicht.

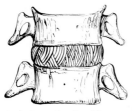

Anteriorer Anulus fibrosus

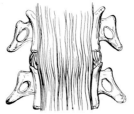

Anteriores Lig. longitudinale

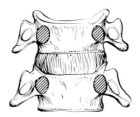

Posteriorer Anulus fibrosus

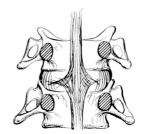

Posteriores Lig. longitudinale

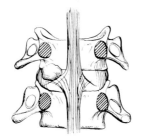

Bandscheibenvorfall

Abb. 1-36: Die anatomische Situation bei posterioren zervikalen Bandscheibenvorfällen.

Typisch bei einem solchen zervikalen Bandscheibenvorfall sind deshalb Schmerzen im Arm; gewöhnlich breitet sich dieser Schmerz in der Verlaufsrichtung der betroffenen Nervenwurzel bis zur Hand hin aus, er kann jedoch auch nur bis zur Schulter reichen. Sowohl Husten als auch Niesen und Pressen verschlimmern diesen Schmerz gewöhnlich und führen oft erst zur Schmerzausstrahlung entsprechend dem Verlauf der befallenen Wurzel.

Natürlich sind die Symptome und Veränderungen abhängig von der durch den Bandscheibenvorfall betroffenen Etage, aber auch von der Richtung des Vorfalles. Handelt es sich um einen lateralen Vorfall, wie dies häufig der Fall ist, kommt direkter Druck auf die Nervenwurzel mit entsprechenden typischen neurologischen Ausfallserscheinungen, die spezifisch für die befallene Etage sind, zustande. Im Falle eines medialen Bandscheibenvorfalles, der aber weit seltener ist, gibt es Symptome sowohl im Bereich der oberen als auch im Bereich der unteren Extremitäten (Abb. 1-37).

Handelt es sich hingegen lediglich um eine Protrusion, nicht jedoch um einen Prolaps, gibt es oft ausstrahlende Schmerzen entlang der mittleren Nackenlinie und teilweise bis zum medialen Schulterblattrand hin (Abb. 1-38).

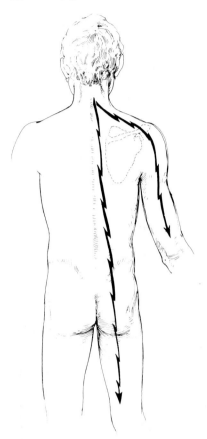

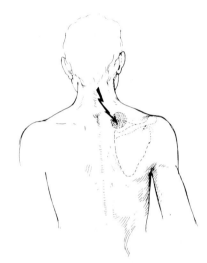

Abb. 1-37: Verlauf der Schmerzausstrahlung
bei einem medialen zervikalen
Bandscheibenvorfall.

Abb. 1-38: Verlauf der Schmerzausstrahlung
bei einem lateralen zervikalen
Bandscheibenvorfall.

Laterale Protrusionen hingegen führen oft zu einer Ausstrahlung zum oberen, mittleren Schulterblattwinkel, bzw. entlang dem medialen Schulterblattrand, aber auch bis in den Arm hinein, obwohl neurologische Ausfallserscheinungen oft nicht gefunden werden.

Ab und zu aber finden sich bei der Untersuchung neurologische Zeichen, die sich keiner bestimmten Etage zuordnen lassen. Der Grund dafür mag darin liegen, daß der Plexus brachialis, der sich gewöhnlich aus den Wurzeln C 5 bis Th 1 zusammensetzt, eine Etage höher oder tiefer beginnt und somit variierende segmentale Innervationen der Muskulatur zustandekommen; natürlich gibt es in einem solchen Fall dann auch entsprechend dieser inkonstanten Innervation scheinbar nicht passende neurologische Veränderungen. Die gleichen Veränderungen können sich ebenso auch bei Verletzungen des Plexus radialis bzw. der peripheren Nerven finden.

Spezielle Untersuchungen zur Lokalisation von Bandscheibenvorfällen:

Zur Bestimmung der Höhe eines Bandscheibenvorfalles kann man sich des in den vorausgegangenen Kapiteln geschilderten Schemas bedienen (Abb. 1-39 bis 1-43).

In Tabelle 1-1 wurden die verschiedenen Kriterien zur neurologischen Etagendiagnostik speziell im Hinblick auf die Bestimmung der Höhe von Bandscheibenvorfällen, aber auch zur Bestimmung der Höhe anderer pathologischer Prozesse im Bereich der Halswirbelsäule zusammengefaßt. Es gibt jedoch auch noch andere Möglichkeiten, um eine vorgefallene Bandscheibe genau zu lokalisieren:

1. Das Myelogramm zeigt die genaue Höhe eines Bandscheibenvorfalles in Richtung Rückenmark, Nervenwurzel oder Cauda equina exakt an. Sicher ist dies der genaueste Weg, um einen Bandscheibenvorfall zu objektivieren; diese Untersuchung sollte jedoch trotzdem erst am Schluß aller diagnostischen Maßnahmen erfolgen (Abb. 1-44).

2. Mit Hilfe des Elektromyogramms (EMG) kann man die genauen Muskelpotentiale ableiten. Ca. 2 Wochen nach Verletzung eines Nerven zeigen sich gewöhnlich abnorme elektrische Entladungen am ruhenden Muskel, sogenannte Fibrillationspotentiale und positive spitze Wellen. Dies sind Anzeichen einer Muskeldenervation, die durchaus auf einen Bandscheibenvorfall bzw. auf eine Nervenwurzel- oder Rückenmarksläsion schließen lassen. Die gleichen Veränderungen gibt es natürlich auch bei Läsionen des Plexus bzw. der peripheren Nerven. Bei der Beurteilung des Untersuchungsergebnisses ist es wichtig, daß sämtliche Muskeln, die zu einer neurologischen Etage gehören, also ein Myotom repräsentieren, zusammenfassend beurteilt werden (siehe Tab. 1-1).

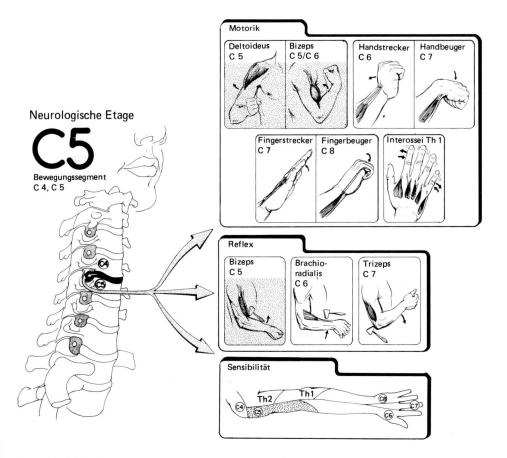

Abb. 1-39: Ein Bandscheibenvorfall in der Etage C 4/C 5 führt zu einer Läsion der Wurzel C 5.

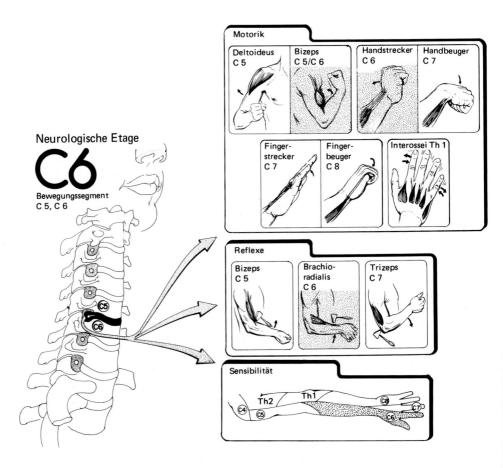

Abb. 1-40: Ein Bandscheibenvorfall zwischen dem 5. und 6. Halswirbelkörper betrifft die Wurzel C 6. Diese Etage ist von zervikalen Bandscheibenvorfällen am häufigsten betroffen.

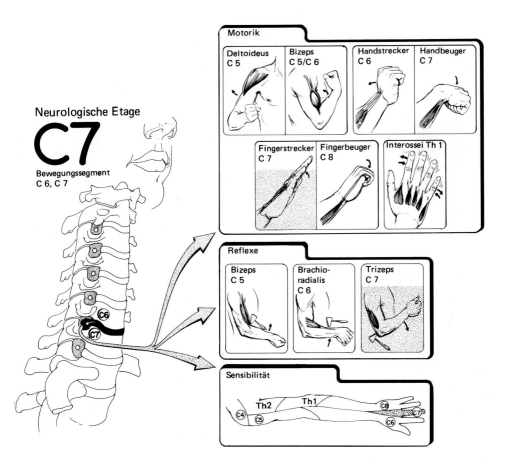

Neurologische Etage

C7

Bewegungssegment
C 6, C 7

Abb. 1-41: Ein Bandscheibenvorfall zwischen dem 6. und 7. Halswirbelkörper betrifft die Wurzel
C 7.

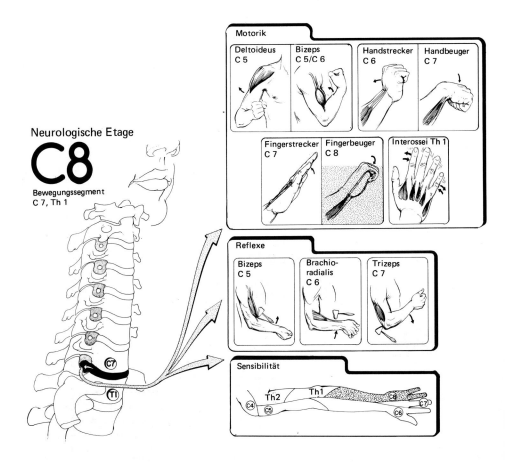

Neurologische Etage

C8

Bewegungssegment
C 7, Th 1

Abb. 1-42: Ein Bandscheibenvorfall zwischen dem 7. Halswirbelkörper und dem 1. Brustwirbelkörper betrifft die Wurzel C 8.

Neurologische Etage

Th1

Bewegungssegment
Th 1, Th 2

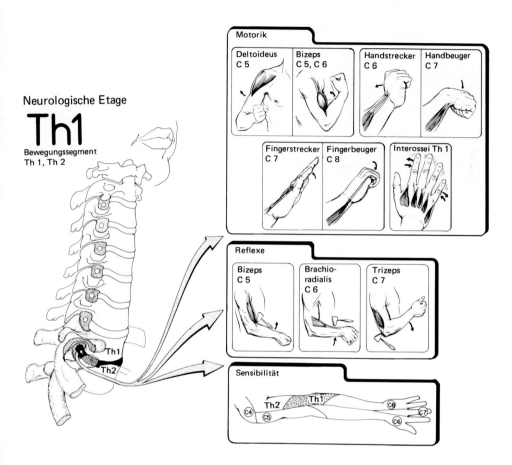

Motorik

| Deltoideus C 5 | Bizeps C 5, C 6 | Handstrecker C 6 | Handbeuger C 7 |

| Fingerstrecker C 7 | Fingerbeuger C 8 | Interossei Th 1 |

Reflexe

| Bizeps C 5 | Brachio-radialis C 6 | Trizeps C 7 |

Sensibilität

Abb. 1-43: Ein Bandscheibenvorfall zwischen dem 1. und 2. Brustwirbelkörper betrifft die Wurzel Th 1. Bandscheibenvorfälle in dieser Etage sind selten.

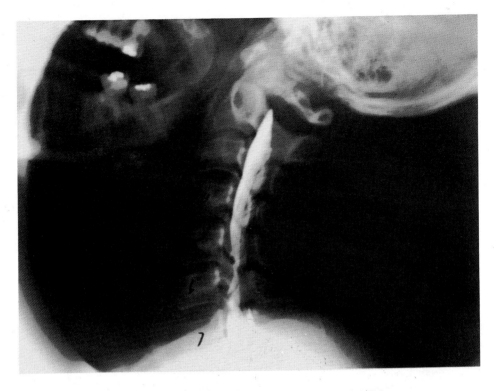

Abb. 1-44: Myelogramm: Bandscheibenvorfall bei C 5/C 6.

Tab. 1-1: Bandscheibenvorfälle und Osteoarthrose der Halswirbelsäule

Wurzel	Bandscheibe	Muskeln	Reflex	Sensibilität	EMG	Myelogramm	Processus uncinatus
C 5	C 4/C 5	Deltoideus, Bizeps	Bizepssehnen-reflex	lateraler Oberarm N. axillaris	Fibrillationen oder steile Wellen des Deltoideus und Bizeps[+]	Vorwölbung bei C 4/C 5	C 5
C 6*	C 5/C 6	Bizeps, Handgelenks-strecker	Brachioradia-lisreflex	lateraler Unterarm N. musculocutaneus	Fibrillationen oder steile Wellen des Bizeps[++]	Vorwölbung bei C 5/C 6	C 6
C 7	C 6/C 7	Trizeps, Handgel.-Beuger, Fingerstrecker	Trizepssehnen-reflex	Mittelfinger	Fibrillationen oder steile Wellen des Trizeps[+++]	Vorwölbung bei C 6/C 7	C 7
C 8	C 7/Th 1	Handmuskeln, Fingerbeuger		mittlerer Unterarm N. cutaneus	Fibrillationen oder steile Wellen der Fingerbeuger und Handmuskeln	Vorwölbung bei C 7/Th 1	
Th 1	Th 1/Th 2	Handmuskeln		medialer Oberarm N. cutaneus	Fibrillationen oder steile Wellen der Handmuskeln		

*   Etage der häufigsten Bandscheibenvorfälle
++ Extensor carpi radialis longus und brevis

+   Deltoideus, Rhomboideus, Supra- und Infraspinatus
+++ Trizeps, Flexor carpi radialis, Extensor digitorum longus

Allgemeine Untersuchungen bei Bandscheibenvorfällen:

Der sog Valsalva-Test ist eine dieser allgemeinen Untersuchungen auf einen Bandscheibenvorfall. Natürlich können solche Untersuchungen eine genaue neurologische Etagendiagnostik nicht ersetzen.

Valsalva-Versuch. Durch den Valsalva-Versuch wird der intrathekale Druck gesteigert. Bei dem Versuch kommt es durch Erhöhung des intrathekalen Druckes bei raumfordernden Prozessen, wie z.B. bei Bandscheibenvorfällen und Tumoren, zu Schmerzen im Nackenbereich. Oftmals kommt es auch zu Schmerzausstrahlungen entlang dem Verlauf der befallenen Nervenwurzel.

Zur Ausführung des Valsalva-Versuches fordert man den Patienten auf, den Atem anzuhalten und zu pressen. Man fragt ihn dann, ob er Schmerzen im Nackenbereich oder aber auch im Bereich des Armes z.B. bei Rückneigung des Kopfes verspüre (Abb. 1-45). Natürlich ist dieser Valsalva-Test rein subjektiv und erfordert deshalb die Kooperation des Patienten, d.h. eine genaue Beantwortung der Fragen des Untersuchers; die Untersuchung ist praktisch wertlos, wenn ein Patient nicht antworten kann oder will.

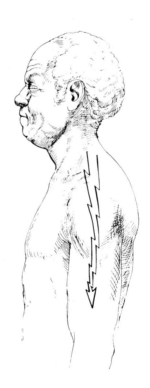

Abb. 1-45: Der Valsalva-Versuch.

Verstauchung der Halswirbelsäule im Gegensatz zu Bandscheibenvorfällen:

Bei vielen Patienten entwickeln sich nach Autounfällen, sei es nach Schleudertraumen oder Torsionsverletzungen, Nackenschmerzen (Abb. 1-46 A und B). Der Verletzungsmechanismus ist durchaus geeignet, eine Überdehnung einer Nervenwurzel, ein Anstoßen einer Wurzel an eine spondylarthrotische Zacke oder einen Bandscheibenvorfall hervorzurufen. Patienten mit solchen neurologischen Veränderungen klagen über Nackenschmerzen, die bis zum medialen Skapularand und teilweise auch bis in den Arm hin ausstrahlen und oftmals verbunden sind mit einem Gefühl der Starrheit und Kraftlosigkeit bestimmter Muskeln. Aber auch eine einfache Zerrung der vorderen und hinteren Nackenmuskulatur vermag die gleichen Beschwerden mit Nackenschmerzen sowie Ausstrahlungen zur Schulter und in den Arm hin hervorzurufen.

Durch eine genaue neurologische Untersuchung ist es jedoch möglich, solche reinen Weichteilverletzungen von Verletzungen mit neurologischen Ausfallserscheinungen zu differenzieren. Eine solche neurologische Ausschlußdiagnostik sollte jedoch mehrmals wiederholt werden, da viele Verletzungen zumindest anfänglich klinisch stumm bleiben können. Aber auch das Gegenteil kann der Fall sein, d.h. Patienten, die ursprünglich eine Wurzelkompressionssymptomatik hatten, zeigen im Laufe der Zeit eine zunehmende sensible sowie auch motorische und reflexmäßige Erholung.

Viele Patienten klagen jedoch noch 6 bis 12 Monate nach dem Unfall über Nackenschmerzen, obwohl weder neurologisch noch röntgenologisch irgendwelche pathologischen Veränderungen gefunden werden konnten. In diesen Fällen sollte sich der Behandler jedoch nicht davon abhalten lassen, weiterhin konservativ, d.h. nicht operativ, trotz Drängen von seiten des Patienten zu behandeln, da es sich durchaus noch um eine reine Weichteilverletzung handeln kann, die zwar lange anhält, und keine Nervenwurzel- oder Bandscheibenschäden vorliegen müssen.

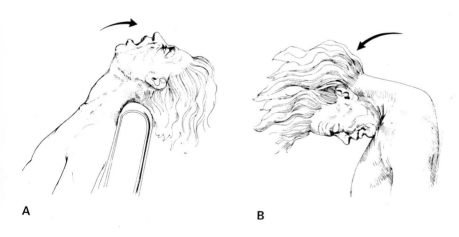

A   B

Abb. 1-46: A. + B.   Peitschenschlagtrauma der Halswirbelsäule.

Processus uncinatus und Osteochondrose

Die Processus uncinati sind zwei Knochenkämme, die sich aus den oberen und lateralen Anteilen des Halswirbelkörpers erheben. Sie stabilisieren zwar den einzelnen Wirbelkörper, stellen jedoch gleichzeitig einen Teil des Foramen intervertebrale dar (Abb. 1-47). Deshalb kommt es bei einer Vergrößerung oder bei osteoarthrotischen Veränderungen dieses Fortsatzes zu einer Einengung des Foramen intervertebrale und damit zu direkten Druckerscheinungen auf die aus diesem Foramen austretende Nervenwurzel, da der dieser Nervenwurzel zur Verfügung stehende Raum eingeengt ist (Abb. 1-48).

Am besten kann man diese Einengung des Zwischenwirbelloches durch den Proc. uncinatus im schräg-seitlichen Röntgenbild erkennen (Abb. 1-49). Man beachte dabei, daß die Nervenwurzel das Rückenmark in einem 45°-Winkel verläßt und daß auch das Foramen intervertebrale mit den dazugehörigen Wirbelkörpern den gleichen Winkel bildet. Natürlich sind osteophytäre Veränderungen des Proc. uncinatus allein nicht von klinischer Bedeutung, d.h. solange sie keine Symptome machen. Probleme aber mag es dann geben, wenn eine Nervenwurzel nach einem Autounfall, z.B. durch die extremen Extensions- und Flexionsbewegungen, gezerrt worden ist und das danach entstehende Oedem einer Raumforderung im bereits eingeengten Foramen intervertebrale gleichkommt. Es sei in diesem Zusammenhang darauf hingewiesen, daß ein bereits eingeengtes Foramen oftmals eine Achterform hat, die keine weitere Raumforderung, z.B. durch eine posttraumatische Schwellung, zuläßt. Natürlich kann es nach solchen Verletzungen nicht nur Schmerzen, sondern auch eine entsprechende neurologische Ausfallssymptomatik im Bereich der oberen Extremitäten geben. So kann eine Verletzung der Nervenwurzel C 6 z.B. eine Hypästhesie am lateralen Unterarm, eine Muskelschwäche der Handgelenksstrecker und einen Ausfall des Brachioradialis-Reflexes bewirken (Abb. 1-35). Es ist jedoch auch möglich, daß es nur zu Ausstrahlungen zum oberen inneren Schulterblattwinkel bzw. entlang des medialen Schulterblattrandes kommt.

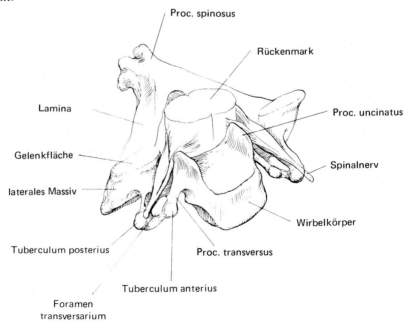

Abb. 1-47: Anatomie eines Halswirbelkörpers.

Da die größere Beweglichkeit des Bewegungssegmentes C 5/C 6 ein größeres Er-
krankungsrisiko beinhaltet, kommt es gerade in dieser Etage auch zu vermehrten osteoarthrotischen Veränderungen im Sinne einer Unkovertebralarthrose.

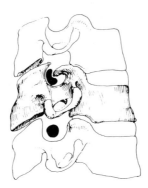

Abb. 1-48: Osteoarthrose des Proc. uncinatus.

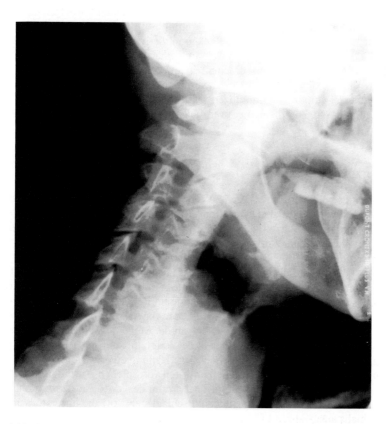

Abb. 1-49: Einengung des Foramen intervertebrale bei C 3/C 4 durch osteoarthrotische Veränderungen des Proc. uncinatus.

Allgemeine Untersuchungen zur Diagnostik und Therapie von Symptomen bei Osteoarthrose

Distraktionsprüfung:

Insbesondere im Bereich der Halswirbelsäule läßt sich demonstrieren, daß Traktion, d.h. Distraktion, allein schon zu einer Schmerzfreiheit führen kann. Durch die Distraktion kommt es nicht nur zu einer Erweiterung des vormals eingeengten Foramen intervertebrale, sondern es kommt darüber hinaus zu einer Druckverminderung der Gelenkkapsel der Wirbelbogengelenke; auch Myogelosen bei verspannter Muskulatur mögen dadurch mitbeeinflußt werden.

Zur Durchführung von Traktionen an der Halswirbelsäule plaziere man eine Hand unter das Kinn des Patienten und die andere auf seinen Hinterkopf. Dann hebe man den Kopf leicht an und entlaste somit die Halswirbelsäule vom Gewicht des Kopfes (Abb. 1-50). Gleichzeitig ist darauf zu achten, ob der Patient hierdurch beschwerdefrei wird oder nicht.

Kompressionsprüfung:

Durch den Kompressionstest kann man herausfinden, ob ein Patient bei zusätzlicher Druckanwendung vermehrt Schmerzen bekommt. Durch eine solche Kompression kommt es nicht nur zu einer Verkleinerung der Zwischenwirbellöcher, sondern auch zu vermehrtem Druck auf die gelenkbildenden Flächen der kleinen Wirbelgelenke und auch zu zusätzlichen Muskelspasmen. Manchmal kommt es unter Druckanwendung sogar zu typischen Schmerzausstrahlungen vom Nacken in die Arme, so daß man dadurch auf die genaue Höhe der befallenen Etage aufmerksam gemacht wird.

Um diesen Test durchzuführen, drücke man auf den Kopf des sitzenden oder liegenden Patienten und beachte dabei, ob es zu vermehrten Nackenschmerzen und eventuell darüber hinaus zu Schmerzausstrahlungen kommt. Kommt es zur Ausstrahlung, achte man genau auf das Vorkommen eines eventuell segmentalen Schmerzverlaufes (Abb. 1-51).

Nervenwurzelausrisse

Häufig kommt es bei Motorradunfällen zu Nervenwurzelausrissen. Die Wucht des Aufschlages bewirkt eine maximale Distraktion zwischen der aufschlagenden Schulter und dem Kopf, somit eine gleichzeitige Überdehnung und schließlich einen Ausriß einer oder mehrerer gleichseitiger Nervenwurzeln (Abb. 1-52). Am häufigsten werden von solchen Ausrissen die Wurzeln C 5 und C 6 betroffen.

Die Untersuchung erbringt dann ein typisches Ergebnis: den totalen C 5-Ausfall mit sensiblen und motorischen Defekten im Dermatom bzw. Myotom C 5. Der Deltoideus ist gelähmt, es besteht eine Hyp- bzw. Anästhesie im Bereich des lateralen Oberarmes und der Bizepssehnenreflex (C 5/C 6) ist entweder abgeschwächt oder erloschen. Das Myelogramm zeigt eine deutliche Aussackung an der Stelle des Wurzelausrisses von C 5 zwischen dem 4. und 5. Wirbelkörper. Da diese Verletzung chirurgisch nicht behoben werden kann, ist weder eine Besserung noch eine Heilung zu erwarten.

Obwohl die Wurzeln C 5 und C 6 am häufigsten von solchen Ausfällen betroffen sind, kommt es auch zu Ausrissen von C 8 und Th 1. Wenn der Motorradfahrer nämlich mit hyperabduzierter Schulter auf dem Boden aufschlägt, reißt oft die unterste Wurzel des Plexus brachialis aus, während C 5 und C 6 nicht beschädigt werden.

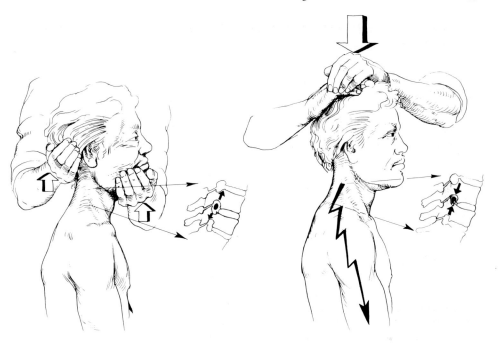

Abb. 1-50: Distraktionsprüfung (Hoppenfeld, S.: Physical Examination of the Spin and Extremities, Appletons-Century-Crofts).

Abb. 1-51: Kompressionsprüfung (Hoppenfeld, S.: Physical Examination of the Spine and Extremities, Appleton-Century-Crofts).

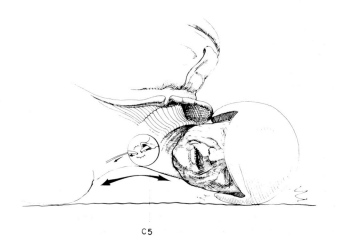

C 5

Abb. 1-52: Ausriß der Wurzel C 5 durch einen Motorradunfall.

2. Beurteilung von Nervenwurzel-schädigungen am Stamm und an den unteren Extremitäten

Im Bereich der unteren Extremitäten findet man pathologische Veränderungen bei Erkrankungen des Rückenmarkes sowie auch der Cauda equina, so z.B. bei Bandscheibenvorfällen, Tumoren oder aber Ausrissen von Nervenwurzeln. Durch unser Wissen um die segmentale, sensible und motorische, aber auch reflexmäßige Ausfallserscheinungen, die immer einer bestimmten Etage einzuordnen sind, ist es teilweise möglich, schon klinisch bei entsprechenden Veränderungen die dazugehörige Etage exakt und leicht zu lokalisieren.

Um diesen segmentalen Zusammenhang zwischen Lendenwirbelsäule und den unteren Extremitäten klar werden zu lassen, wird auf die genaue neurologische Untersuchungstechnik der Lendenwirbelsäule sowie auf die entsprechenden Dermatome und Myotome eingegangen. Zu diesem Zwecke muß jedes Dermatom und Myotom sowie jeder Reflex, der einer bestimmten Etage des unteren Spinalmarkes zuzuordnen ist, geprüft werden.

Prüfung der Nervenwurzeln Th 2 bis S 4:

Neurologische Etagen Th 2 bis Th 12:

Muskelprüfung:

Mm. intercostales. Obwohl die Interkostalmuskulatur segmental innerviert wird, gestaltet sich die Prüfung im einzelnen sehr schwierig.

M. rectus abdominis. Der Rektus wird segmental durch die primär ventralen Abschnitte von Th 5 bis Th 12 (L 1) innerviert, wobei der Nabel die Trennlinie zwischen Th 10 und Th 11 darstellt. Durch das sogenannte **Beevor-Zeichen** ist es möglich, die Intaktheit der segmentalen Innervation des Rektus zu prüfen. Der Patient wird aufgefordert, sich aus einer liegenden Position mit hinter dem Kopf verschränkten Armen etwas aufzurichten. Dabei beobachtet man den Nabel. Normalerweise sollte sich dieser, während sich der Patient aufrichtet, nicht bewegen. Bewegt er sich jedoch entweder nach oben oder nach unten oder auch zur Seite hin, so kann dies Hinweis sein auf eine asymmetrische Mangelinnervation bestimmter Rektusanteile.

Sensibilitätsprüfung:

Die Abbildung 4-1, S. 103, zeigt die unterschiedlichen sensiblen Areale der einzelnen Nervenwurzeln. Das Dermatom Th 4 liegt in Höhe der Brustwarzen, Th 7 in Höhe des Proc. xiphoideus, Th 10 in Höhe des Nabels und Th 12 schließlich in Höhe der Leisten. Es gibt jedoch bei dieser sensiblen Versorgung genügend Überlappungen, so daß trotz Ausfall einer Nervenwurzel keine Anästhesie zustandekommt. Manchmal jedoch mag es möglich sein, eine hypästhetische Zone zu finden.

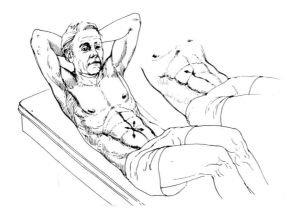

Abb. 2-1:   Beevor-Zeichen.

Neurologische Etage Th 12 bis L 3:

Muskelprüfung:

Nicht jede Nervenwurzel verfügt über einen spezifischen Kennmuskel. Geprüft werden deshalb für Th 12, L 1, L 2 und L 3 der Iliopsoas, für L 2, L 3 und L 4 der Quadrizeps und für L 2, L 3 und L 4 schließlich die Adduktorengruppe.

M. iliopsoas: (Anteile von [Th 12], L 1, L 2, L 3) (Abb. 2-2). Der Iliopsoas ist der Hauptbeugemuskel des Hüftgelenkes. Der Patient wird aufgefordert, sich auf die Ecke seines Untersuchungstisches zu setzen und die Beine nach unten baumeln zu lassen. Man stabilisiert das Becken, indem man die Hand auf den Beckenkamm legt und dann den Patienten auffordert, den Oberschenkel vom Tisch nach oben hin abzuheben. Dann legt man die Hand auf die Streckseite des distalen Oberschenkelanteiles direkt oberhalb des Kniegelenkes und drückt nach unten, während man den Patienten auffordert, den Oberschenkel weiter nach oben zu ziehen (Abb. 2-3). Man bestimmt daraufhin den maximalen Widerstand, der gerade noch vom Patienten kompensiert werden kann. Durch Vergleich mit der Gegenseite erhält man somit Auskunft über die Stärke des Muskels. Da der Iliopsoas von verschiedenen Segmenten innerviert wird, weist schon eine geringgradige Abschwächung im Vergleich zur Gegenseite auf mögliche neurologische Veränderungen hin.

Außer neurologischen Störungen können es jedoch auch Abszesse im Muskel selbst sein, die ihn schwächen; in einem solchen Falle klagt der Patient beim Anheben des Beines, d.h. beim Anspannen des Muskels, jedoch meist über Schmerzen. Auch nach Knie- oder Hüftoperationen findet man oft eine Schwäche des Iliopsoas.

M. quadriceps: L 2, L 3, L 4 (N. femoralis) (Abb. 2-4). Zur Prüfung des Muskels fordert man den Patienten auf, sich aus einer hockenden Position aufzustellen. Dabei muß man darauf achten, ob der Patient in der Lage ist, sich mit beiden Knien gleichzeitig aufzurichten und ob er danach beide Knie gleichmäßig durchdrückt. Der Bewegungsablauf zwischen Beugung und Streckung sollte flüssig sein. Ab und zu kann man auch beobachten, daß der Patient zwar in der Lage ist, das Kniegelenk regelrecht bis 10° zu strecken, daß dann jedoch entweder Schluß ist, d.h. ein Streckdefizit bestehen bleibt, oder aber große Anstrengungen zum Überwinden dieses Streckdefizites gemacht werden müssen. Dieses Stocken bei der Bewältigung der letzten 10° Streckung bezeichnet man als sogenannte Streckverzögerung; Jacqueline PERRY ist der Ansicht,

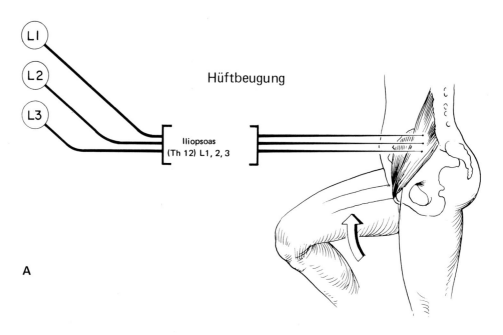

Hüftbeugung

Iliopsoas
(Th 12) L1, 2, 3

A

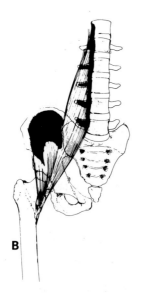

B

Abb. 2-2:
A. (Th 12) L 1, 2, 3 – Hüftbewegung.
B. Iliopsoas.
Ursprung: Vordere Anteile der lumbalen Wirbelkörper sowie
deren Proc. transversi und die entsprechenden Band-
scheiben. Obere 2/3 der Fossa iliaca.
Ansatz: Trochanter minor des Femurs.

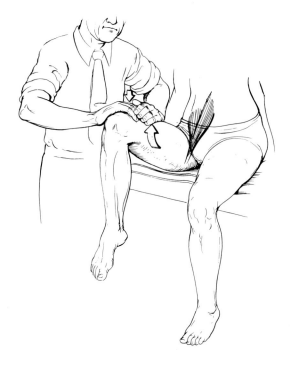

Abb. 2-3:   Prüfung des Iliopsoas.

daß für diese letzten 10 bis 15° Kniestreckung zumindest 50% mehr Muskelkraft aufgewendet werden müssen als für die vorhergehende Streckung. Eine solche Streckverzögerung bzw. ein solches Streckdefizit sieht man häufig insbesondere bei Quadrizepsschwächen. Oft sind die Patienten trotz größter Anstrengungen nicht in der Lage, die letzten 10° Streckung aktiv zu bewältigen (Abb. 2-5).

Zur Prüfung des Quadrizeps stabilisiert man den Oberschenkel, indem man die Hand auf dem Oberschenkel, und zwar direkt oberhalb des Kniegelenkes plaziert. Man fordert den Patienten dann auf, das Knie durchzudrücken und wendet dabei zunehmenden Widerstand direkt oberhalb des Sprunggelenkes an. Dabei ist es wichtig, daß man den Quadrizeps unter der den Oberschenkel stabilisierenden Hand fühlt (Abb. 2-6). Abschwächungen im Quadrizepsbereich gibt es insbesondere nach Knieoperationen, aber auch nach Muskelrissen.

Gruppe der Hüftadduktoren: L 2, L 3, L 4 (N. obturatorius) (Abb. 2-7). Genau wie die Quadrizepsgruppe kann auch die Gruppe der Hüftadduktoren im Zusammenhang geprüft werden. Der Patient liegt dabei auf dem Rücken oder der Seite und wird aufgefordert, die Beine zu spreizen. Daraufhin legt man die Hände jeweils auf die Innenseite beider Knie und fordert den Patienten auf, die Beine gegen Widerstand wieder zu adduzieren (Abb. 2-8). Wichtig ist dabei der maximale Widerstand, den der Patient beim Adduzieren überwinden kann.

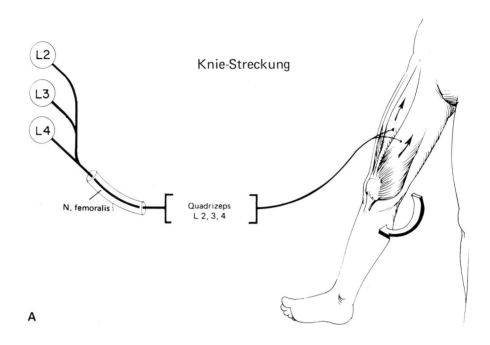

Knie-Streckung

N. femoralis

Quadrizeps
L 2, 3, 4

A

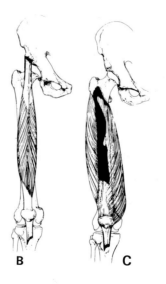

B   C

Abb. 2-4A–C

Abb. 2-4:   A. L 2, 3, 4 – Kniestreckung.
          B. M. rectus femoris.
             Ursprung: Der Rectus femoris ist ein zweigelenkiger Muskel mit zwei getrennt
                            entspringenden Köpfen. Caput longum: vorderer Anteil der unteren
                            Lendenwirbelsäule, Caput reflexum: von der Mulde direkt oberhalb
                            des Azetabulumrandes.
             Ansatz: Oberer Patellapol und von dort als Patellarsehne zur Tuberositas tibiae.
          C. M. vastus intermedius.
             Ursprung: Obere 2/3 des vorderen und seitlichen Anteiles des Femur.
             Ansatz: Oberer Patellapol und von dort als Lig. patellae zur Tuberositas tibiae.
          M. vastus lateralis.
             Ursprung: Kapsel des Hüftgelenkes, Linea intertrochanterica, gluteale Tuberositas,
                            Linea aspera.
             Ansatz: Proximaler und lateraler Rand der Kniescheibe und von dort als
                            Patellarsehne zur Tuberositas tibiae.
          M. vastus medialis.
             Ursprung: Untere Hälfte der Linea intertrochanterica, Linea aspera, mediale supra-
                            kondyläre Linie, mediales Septum intermusculare, Sehne des M. adductor
                            magnus.
             Ansatz: Medialer Kniescheibenrand und von dort als Lig. patellae zur Tuberositas
                            tibiae.

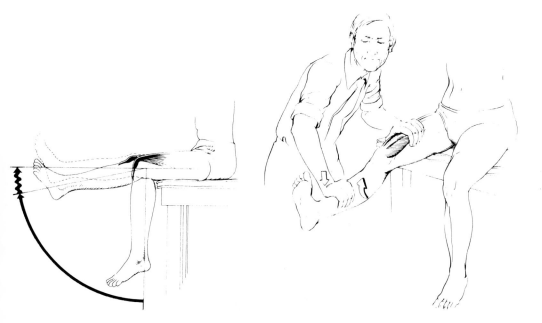

Abb. 2-5:   Streckhemmung (Hoppenfeld, S.:
            Physical Examination of the Spine and
            Extremities, Appleton-Century-Crofts).

Abb. 2-6:   Prüfung des Quadrizeps.

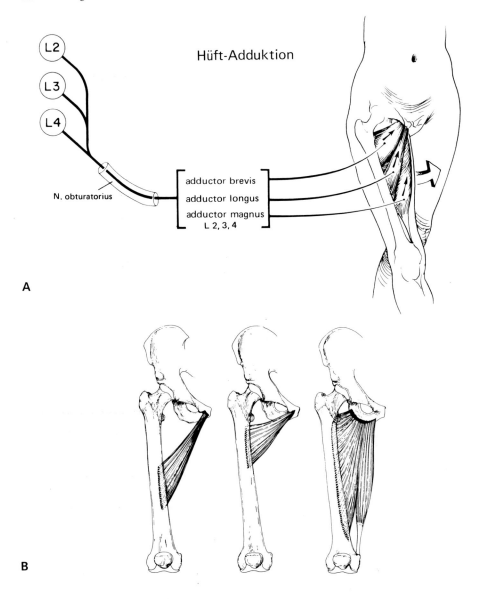

Abb. 2-7:   A. L 2, 3, 4 – Hüftadduktion.
B. M. adductor brevis (Mitte).
Ursprung: Äußerer Anteil des unteren Schambeinastes.
Ansatz: Im oberen Anteil der Linea aspera zum Trochantor minor hin.
M. adductor longus (li.).
Ursprung: Vorderseite des Schambeines im Winkel zwischen dessen Spitze und der
            Symphyse.
Ansatz: Mittlerer Anteil der Linea aspera.
M. adductor magnus (re.).
Ursprung: Tuberositas ischiadica, unterer Ast des Sitz- und Schambeins.
Ansatz: zwischen Trochanter major und der Linea aspera. Über die gesamte
            Länge der Linea aspera, mediale suprakondyläre Linie sowie Adduktoren-
            hügel des Femurs.

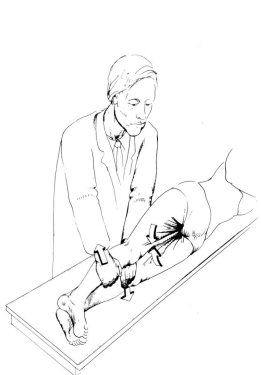

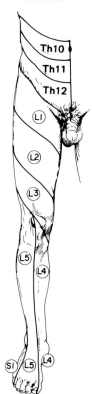

Abb. 2-8:   Prüfung der Hüftadduktoren.

Abb. 2-9:   Sensible Dermatome
der unteren Extremität.

Reflexe:

Obwohl der Patellarsehnenreflex durch L 2, L 3 und L 4 gespeist wird, sprechen Störungen vornehmlich für Veränderungen in Höhe von L 4.

Sensibilitätsprüfung:

Die Vorderseite des Oberschenkels zwischen dem Leistenband und dem Kniegelenk wird sensibel sowohl von L 1 als auch von L 2 und L 3 versorgt. So legt sich das Dermatom L 1 wie ein quer verlaufendes Band um den vorderen oberen Anteil des Oberschenkels, und zwar direkt unterhalb des Leistenbandes. Das Dermatom L 3 hingegen läuft wie ein schräges Band um den distalen vorderen Oberschenkelanteil, und zwar direkt oberhalb des Knies. Zwischen diesen beiden schräg verlaufenden, sensiblen Bändern, also in Höhe des mittleren, vorderen Oberschenkelanteiles, erstreckt sich das sensible Versorgungsgebiet von L 2 (Abb. 2-9).

Aufgrund dieser genauen Abgrenzbarkeit der sensiblen Dermatome ist eine sensible Beurteilung der Etagen Th 12, L 1, L 2 und auch L 3 genauer als die motorische Beurteilung, da ja entsprechende Kennmuskeln fehlen. Da auch entsprechend zuzuordnende Reflexe nicht vorhanden sind, wird in diesem Bereich die neurologische Etagendiagnostik zusätzlich erschwert. Die Etagen L 4, L 5 und S 1 hingegen verfügen über ganz bestimmte Dermatome, Kennmuskeln und Reflexe und können deshalb entsprechend leichter identifiziert werden.

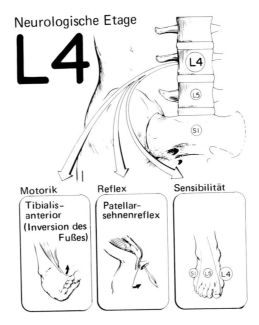

Abb. 2-10: Neurologische Etage L 4.

Neurologische Etage L 4:

Muskelprüfung:

M. tibialis anterior: L 4 (tiefer Peronaeusast) (Abb. 2-11). Der Tibialis anterior wird vorwiegend vom Segment L 4 innerviert; Teile der Innervation stammen jedoch auch von L 5. Zur Prüfung des Muskels fordert man den Patienten auf, mit einwärts gedrehten Füßen auf seinen Hacken zu laufen. Dabei erkennt man die Sehne des Tibialis anterior deutlich, wie sie den anteromedialen Teil des Sprunggelenkes kreuzt und wie sie gleichzeitig an der Stelle ihres Ansatzes vorspringt. Bei einer Schwächung dieses Muskels sind die Patienten nicht in der Lage, einen solchen Gang vorzuführen; viele zeigen sogar einen Gang mit herunterfallendem Fuß oder gar einen Steppergang. Zur manuellen Prüfung des Tibialis anterior fordert man den Patienten auf, sich auf den Rand eines Untersuchungstisches zu setzen. Man hält den Unterschenkel mit einer Hand und bringt mit der anderen den Fuß in Dorsalflexion und Inversion. Dann versucht man gewaltsam, den Fuß gegen den Widerstand des Patienten nach plantar zu reflektieren und gleichzeitig zu evertieren. Dabei tastet man deutlich den Tibialis anterior (Abb. 2-12).

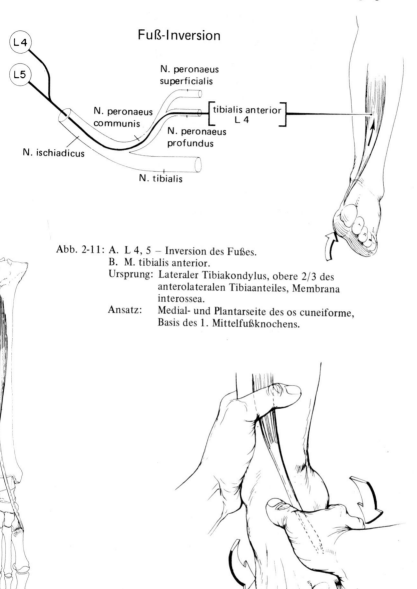

Fuß-Inversion

N. peronaeus superficialis

N. peronaeus communis

N. peronaeus profundus

N. ischiadicus

N. tibialis

tibialis anterior
L 4

L 4

L 5

A

Abb. 2-11: A. L 4, 5 – Inversion des Fußes.
    B. M. tibialis anterior.
    Ursprung: Lateraler Tibiakondylus, obere 2/3 des
          anterolateralen Tibiaanteiles, Membrana
          interossea.
    Ansatz: Medial- und Plantarseite des os cuneiforme,
          Basis des 1. Mittelfußknochens.

B

Abb. 2-12: Prüfung des Tibialis anterior.

Reflexprüfung:

Patellarsehnenreflex. Der Patellarsehnenreflex wird von L 2, L 3 und auch L 4, vorwiegend jedoch von der letzteren Nervenwurzel versorgt. Im klinischen Alltag wird der Patellarsehnenreflex daher zur Prüfung von L 4 verwandt; man sollte aber nicht vergessen, daß trotz eines totalen Ausfalls der Wurzel L 4 der Reflex, da er auch von L 2 und L 3 versorgt wird, wenn auch abgeschwächt auslösbar sein mag. Dies ist der Grund dafür, daß dieser Reflex fast nie vollständig fehlt. Ausnahmen können bei Muskelerkrankungen, Nervenwurzelerkrankungen oder Erkrankungen der Vorderhornzellen beobachtet werden.

Zur Prüfung des Patellarsehnenreflexes fordert man den Patienten auf, sich mit herabhängenden Beinen auf den Rand einer Untersuchungsliege zu setzen. Er mag jedoch auch mit übereinandergeschlagenen Beinen auf einem Stuhl sitzen oder das zu prüfende Kniegelenk, während er im Bett liegt, durch leichtes Beugen des anderen Kniegelenkes, das darunter liegt, unterstützen (Abb. 2-13). In dieser Position ist die Patellarsehne gespannt und damit genügend vorbereitet. Man tastet sich auf beiden Seiten der Sehne die weichen Weichteildellen und versucht dann, den Reflex auszulösen, indem man die dazwischen liegende Sehne mit einem kurzen, gezielten Schlag des Reflexhammers aus dem Handgelenk berührt. Sollte der Reflex schwer auslösbar sein, muß man es erneut versuchen, nachdem man den Patienten aufgefordert hat, er möge die Hände ineinander verhaken und sie dann versuchen auseinanderzuziehen, sobald man erneut den Reflex auslöst. Vergleicht man auch die Gegenseite, kann man das Reflexverhalten als normal, abgeschwächt, gesteigert oder gar fehlend einstufen. Um sich daran zu erinnern, daß der Patellarsehnenreflex für L 4 spricht, denke man daran, daß sich der Quadrizepsmuskel aus 4 verschiedenen Muskeln zusammensetzt (Abb. 2-14).

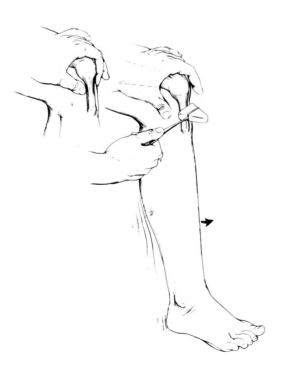

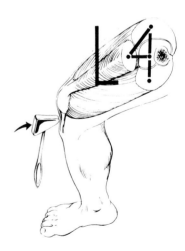

Abb. 2-14: Denkt man daran, daß die Patellarsehne die Sehne eines vierköpfigen Muskels ist, ist es nicht schwer, sich zu merken, daß der Patellarsehnenreflex für L 4 spricht.

Abb. 2-13: Patellarsehnenreflex.

Es gibt jedoch außer neurologischen noch andere Erkrankungen, die das Reflexverhalten des Patellarsehnenreflexes zu beeinträchtigen vermögen, insbesondere Fälle mit Kniegelenksergüssen, Zustände nach Knieoperationen und Quadrizepsrisse.

Sensibilitätsprüfung:

Das Dermatom L 4 bedeckt den medialen Anteil des Unterschenkels und setzt sich auf den medialen Fußrand hin fort. Das Kniegelenk stellt die Trennlinie zwischen den Dermatomen L 3 und L 4 dar. Die Tibiavorderkante hingegen kann man als Trennlinie zwischen den Dermatomen L 4 und L 5 bezeichnen.

Neurologische Etage L 5:

Muskelprüfung (Abb. 2-15, 2-16):

1. M. extensor hallucis longus
2. Mm. extensor digitorum longus und brevis
3. M. glutaeus medius

M. extensor hallucis longus: L 5 (tiefer Ast des N. peronaeus). Die Sehne des Extensor hallucis longus läuft über die Vorderseite des oberen Sprunggelenkes, und zwar lateral vom Tibialis anterior. Der Funktionstest dieses Muskels besteht darin, daß man den Patienten mit entweder invertierten oder evertierten Füßen auf den Hacken laufen läßt. Die Sehne sollte dabei deutlich auf ihrem Weg zur Insertionsstelle an der Basis des Großzehenendgliedes vorspringen. Will man den Muskel manuell prüfen, so fordere man den Patienten auf, sich auf den Rand eines Untersuchungstisches zu setzen. Er soll dann, während man den Fuß bzw. die Ferse mit einer Hand unterstützt, die Großzehe gegen den Widerstand des auf dem Großzehennagel liegenden Fingers des Untersuchers nach

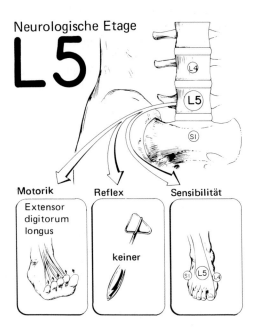

Abb. 2-15: Neurologische Etage L 5.

Fuß-Dorsalflexion

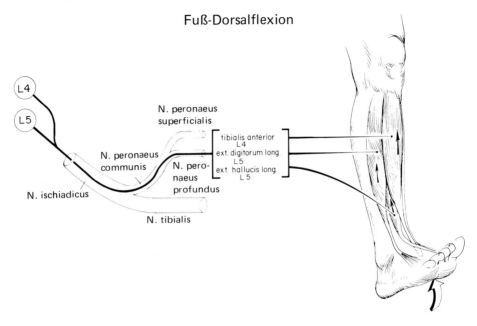

Abb. 2-16: L 4/L 5 – Dorsalflexion des Fußes (Sprunggelenks-Extension).

dorsal flektieren (Abb. 2-17). Will man allerdings den Extensor hallucis longus allein testen, so muß der Widerstand leistende Finger distal des Interphalangealgelenkes liegen, da man sonst sowohl den Extensor hallucis longus als auch brevis prüfen würde. Man sollte jedoch daran denken, daß ein vor kurzem durchgemachter Bruch der Großzehe oder eine andere zurückliegende Schädigung ebenfalls eine Schwäche des Extensor hallucis longus vortäuschen kann.

Mm. extensor digitorum longus und brevis: L 5 (N. peronaeus profundus). Diese Muskeln werden genauso durch den Hackengang geprüft wie der Extensor hallucis longus. Auch die Sehnen dieser Muskeln sollten bei diesem Funktionstest auf ihrem Weg über den Fußrücken zu den Zehenmittel- und -endgliedern deutlich hervorspringen. Die manuelle Prüfung dieser Muskeln geschieht auf die gleiche Art und Weise wie die Prüfung des Extensor hallucis longus, d.h. indem der Patient auf dem Rand eines Untersuchungstisches sitzend die Zehen nach oben flektiert, während der Untersucher versucht, diese durch Druck auf ihre Streckseiten nach plantarwärts zu drücken (Abb. 2-18). Normalerweise geben die Zehen solchem Widerstand nicht nach.

M. glutaeus medius: L 5 (oberer Glutealnerv) (Abb. 2-19). Um den Glutaeus medius zu prüfen, legt man den Patienten auf die Seite. Man stabilisiert dann das Becken mit einer Hand und fordert den Patienten auf, das Bein zu abduzieren. Bevor man Widerstand in Höhe des Oberschenkels bzw. des Kniegelenkes von lateral her anwendet, sollte das Bein jedoch schon weitgehend abduziert sein (Abb. 2-20). Um eine Unterstützung durch andere Muskelgruppen auszuschließen, achte man darauf, daß während der Dauer der Prüfung das Hüftgelenk sich in einer neutralen Stellung befindet.

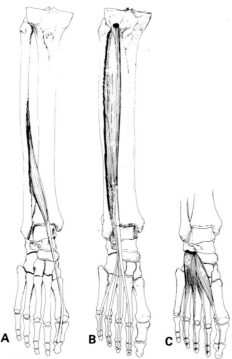

Abb. 2-17: A. M. extensor hallucis longus.
        Ursprung: Mittlerer Anteil der vorderen Fibula, angrenzende Membrana interossea.
        Ansatz: Dorsaler Anteil der Basis des Großzehenendgliedes.
    B. M. extensor digitorum longus.
        Ursprung: Obere 3/4 der Vorderfläche der Fibula, Membrana interossea.
        Ansatz: Dorsaler Anteil der Mittel- und Endglieder der lateralen 4 Zehen.
    C. M. extensor digitorum brevis.
        Ursprung: Vorderseite des oberen lateralen Calcaneus, Sinus tarsi.
        Ansatz: Die erste Sehne setzt auf der Dorsalseite der Basis des Großzehen-
                    grundgliedes an, die noch verbleibenden 3 Sehnen inserieren an der
                    Lateralseite der Sehnen des Extensor digitorum longus.

Reflexprüfung:

Für die Etage L 5 gibt es keinen leicht auszulösenden Reflex. Obwohl der Tibialis posterior-Reflex manchmal auslösbar ist, eignet er sich doch nicht für eine routine-mäßige Untersuchung. Man versucht deshalb nur dann diesen Reflex auszulösen, wenn man sich nach der Prüfung der Sensibilität und Motorik über die Intaktheit der Etage L 5 noch nicht ganz im klaren ist. Der Reflex wird ausgelöst, indem man seine Sehne unmittelbar vor ihrem Ansatz an der Tuberositas ossis navicularis berührt und den Fuß gleichzeitig etwas nach dorsal flektiert und evertiert. Normalerweise sollte auf diese Art und Weise ein leichtes plantarwärts gerichtetes und invertierendes Zucken aus-lösbar sein.

Sensibilitätsprüfung:

Das Dermatom L 5 bedeckt den lateralen Unterschenkel und auch den Fußrücken. Die Tibiavorderkante bildet die Trennlinie zum Dermatom L 4. Um diese Trennlinie genau festlegen zu können, palpiert man sich die Tibiavorderkante in ihrem Verlauf vom Knie bis zum Malleolus medialis. Der Bezirk lateral dieser Kante inklusive des Fuß-rückenanteiles wird sensibel von L 5 innerviert (Abb. 2-21).

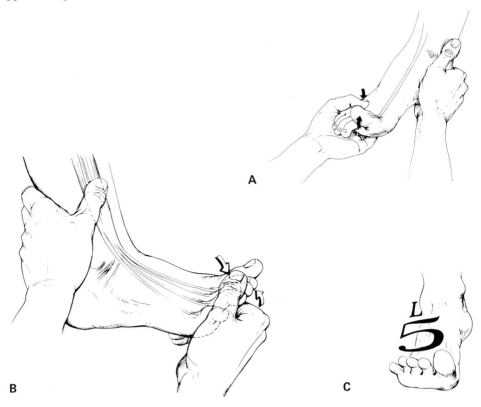

Abb. 2-18: A. Prüfung des Extensor hallucis longus.
            B. Prüfung der Zehenstrecker.
            C. Eine Möglichkeit sich zu merken, daß die Zehenstrecker durch L 5 innerviert werden.

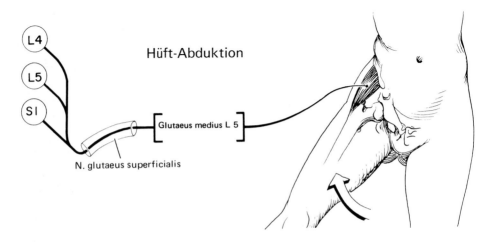

Abb. 2-19: L 4, 5, S 1 – Hüftabduktion.

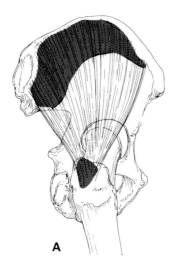
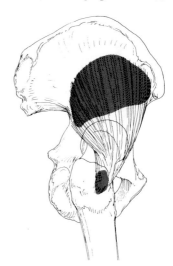

A

Abb. 2-20:
A. M. glutaeus medius.
   Ursprung: Mittleres Feld der Außenseite des Darmbeines.
   Ansatz: Lateraler Anteil des Trochanter major.
B. Prüfung des Glutaeus medius.

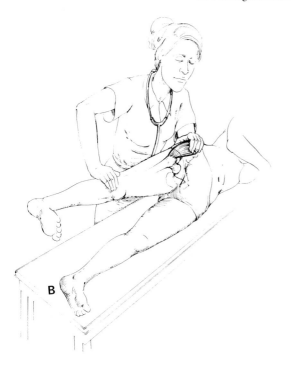

B

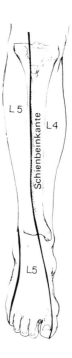

Abb. 2-21: Sensibles Dermatom L 5.

Neurologische Etage

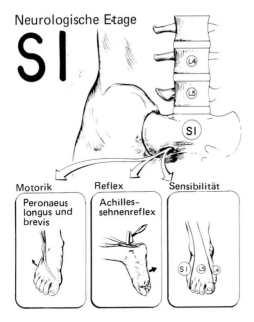

Abb. 2-22: Neurologische Etage S 1.

Neurologische Etage S 1:

Muskelprüfung:

   1. Peronaeus longus und brevis

   2. Gastrocnemius-Soleus-Gruppe

   3. Glutaeus maximus

Peronaeus longus und brevis: S 1 (N. peronaeus superficialis) (Abb. 2-23). Alle Peronaei können in ihrer Funktion im Zusammenhang geprüft werden. Da sie als Evertierer des Fußes fungieren, fordert man den Patienten auf, auf dem medialen Fußrand zu laufen. Die Peronaealsehnen treten dabei insbesondere an der Stelle, wo sie um den lateralen Malleolus herumgehen, bevor sie dann zu ihren entsprechenden Ansätzen weiterziehen, deutlich hervor.

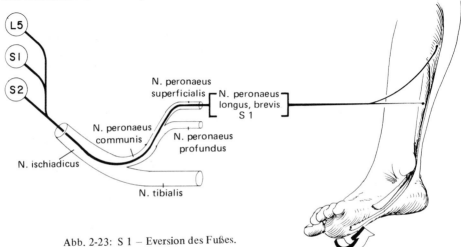

Abb. 2-23: S 1 – Eversion des Fußes.

Um die Peronaei manuell zu prüfen, läßt man den Patienten sich wieder auf den Rand eines Untersuchungstisches setzen. Man stabilisiert die Knöchelgabel, indem man die Ferse umfaßt und läßt den Fuß dann gegen eine plantar flektierte und evertierte Position bewegen, wobei man darauf achten muß, daß die Zehen nicht zu sehr unter Druck gesetzt werden, da sie sich mitbewegen müssen (Abb. 2-24).

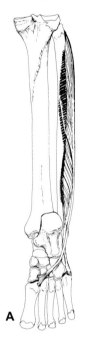
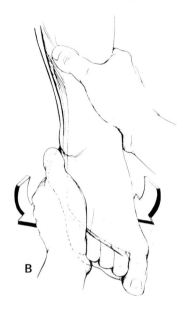

Abb. 2-24: A. M. peronaeus longus.
        Ursprung: Köpfchen und proximale 2/3 des lateralen Anteiles der Fibula.
        Ansatz: Lateralseite des medialen Cuneiforme, Basis des 1. Mittelfußknochens.
        M. peronaeus brevis.
        Ursprung: Distale 2/3 des lateralen Fibulaanteiles, angrenzendes Septum
                     intermusculare.
        Ansatz: Proc. styloideus an der Basis des 5. Mittelfußknochens.
     B. Prüfung der Peronaei.

Gastrocnemius-Soleus-Muskeln: S 1, S 2 (N. tibialis) (Abb. 2-25). Da die Gastrocnemius-Soleus-Gruppe weitaus stärker ist als sämtliche Muskeln des Ober- und Unterarmes des Untersuchers, ist es schwierig, diese Muskelgruppe manuell auf eine eventuell bestehende Schwäche zu prüfen. Die Prüfung dieser Muskelgruppe geschieht daher rein funktionell, d.h. man fordert den Patienten auf, auf den Zehenspitzen zu gehen, wozu er nicht in der Lage ist, wenn eine generelle Schwäche der Gastrocnemius-Soleus-Muskeln vorliegt. Falls dieser Test positiv verlaufen ist, soll der Patient auf Zehenspitzen hüpfen; bei dieser Übung müssen nämlich die Wadenmuskeln ca. das Zweieinhalbfache des Körpergewichtes kompensieren. Kommt der Patient nicht wieder auf den Zehenspitzen, sondern auf der Ferse auf, spricht dies für eine Schwäche der Wadenmuskulatur (Abb. 2-26). Natürlich sollten ältere Patienten mit Rückenschmerzen z.B. einer solchen Funktionsprüfung nicht unterworfen werden. Deshalb verlangt man von diesen Patienten lediglich, daß sie sich fünfmal hintereinander auf ihre Zehenspitzen stellen mögen. Ist dies nicht möglich, so spricht das ebenfalls für eine vorliegende Schwäche der Wadenmuskulatur.

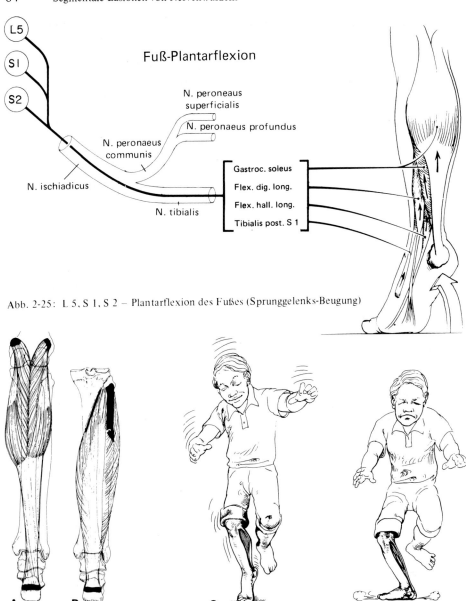

Abb. 2-25: L 5, S 1, S 2 – Plantarflexion des Fußes (Sprunggelenks-Beugung)

Abb. 2-26: A. M. gastrocnemius.
          Ursprung: Medialer Kopf: medialer Condylus und angrenzende Femuranteile.
                         Lateraler Kopf: lateraler Condylus und angrenzende Femuranteile.
          Ansatz: Hinterer Anteil des Calcaneus durch die Achillessehne.
      B. M. soleus.
          Ursprung: Hinterer Anteil des Fibulaköpfchens sowie obere 2/3 der Fibula,
                         popliteales und mittleres Drittel der medialen Schienbeinkante,
                         Sehnenspiegel zwischen der Tibia und Fibula.
          Ansatz: Hinterer Anteil des Calcaneus über die Achillessehne.
      C. Prüfung der Gastrocnemius-Soleus-Gruppe.

Glutaeus maximus: S 1 (unterer Glutealnerv) (Abb. 2-27). Um den Glutaeus maximus funktionell zu prüfen, fordert man den Patienten auf, sich aus einer sitzenden Position ohne Benutzung seiner Hände zu erheben. Ein genauerer Test auf eine eventuell bestehende Muskelschwäche hin besteht allerdings darin, daß sich der Patient mit gebeugten Hüftgelenken und herunterhängenden Beinen auf die Kante eines Untersuchungstisches legt. Man fordert ihn dann auf, das Kniegelenk zu beugen, damit die Knie-Beuge-Muskeln soweit entspannt sind, daß sie den Glutaeus maximus beim Durchstrecken der Hüfte nicht unterstützen können. Man stabilisiert das Becken, indem man den Unterarm auf den Beckenkamm legt und damit eine Hand frei hat, um den Glutaeus maximus zu palpieren. Der Patient wird dann aufgefordert, das Hüftgelenk zu strecken. Dies geschieht unter gleichzeitigem Druck auf die Hinterseite des Oberschenkels durch den Untersucher, und zwar direkt oberhalb des Knies; während dieser Übung wird der Tonus des Glutaeus maximus palpiert (Abb. 2-28).

Reflexprüfung:

Achillessehnenreflex. Der Achillessehnenreflex wird von S 1 her innerviert und durch den M. triceps surae ausgelöst. Bei einer Durchtrennung der Wurzel S 1 ist der Reflex erloschen.

Zur Prüfung des Achillessehnenreflexes wird der Patient aufgefordert, sich wieder auf den Rand des Untersuchungstisches zu setzen und die Beine herunterhängen zu lassen. Daraufhin wird die Sehne leicht durch Dorsalflektieren des Fußes angespannt. Zur besseren Lokalisierung der Achillessehne tastet man sich die Weichteilgruben medial und lateral und führt dann einen leichten, aber gezielten Schlag mit der Flachseite des Reflexhammers auf die Sehne aus. Dies bewirkt bei intakten Verhältnissen einen kurzen und nach plantarwärts hin gerichteten Ruck des Fußes (Abb. 2-29). In manchen Fällen ist der Reflex leichter auslösbar, wenn man den Patienten auffordert, die Hände ineinander zu haken und beim Versuch, den Reflex auszulösen, diese auseinander zu ziehen.

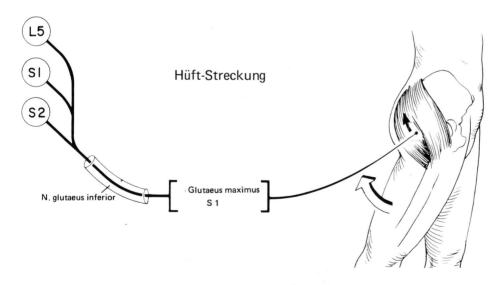

Abb. 2-27: S 1 — Hüftstreckung.

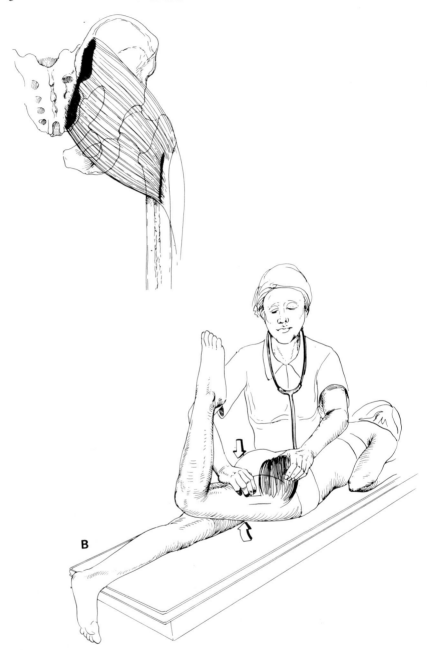

Abb. 2-28: A. M. glutaeus maximus.
           Ursprung: Hintere Gluteallinie sowie lateraler Anteil des Darmbeinkammes,
                        Hinterfläche des Kreuz- und Steißbeins.
           Ansatz: Lig. iliotibiale der Fascia lata, gluteale Tuberositas des Femurs.
        B. Prüfung des Glutaeus maximus.

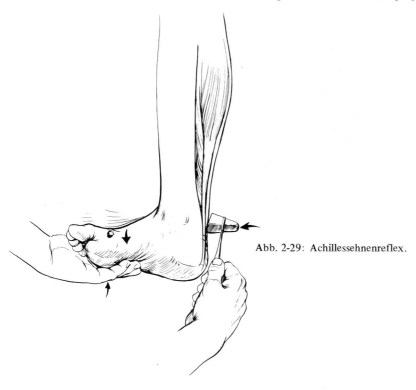

Abb. 2-29: Achillessehnenreflex.

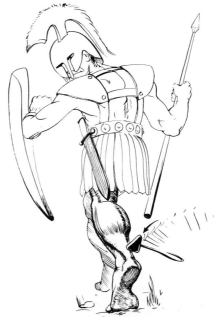

Abb. 2-30: So kann man sich die
Zugehörigkeit des
Achillessehnenreflexes
zu S 1 merken:
AchilleS 1 schwacher Punkt.

ACHILLE**S' 1** SCHWACH-
STELLE

Der Achillessehnenreflex läßt sich leicht merken anhand des Satzes: „AchilleS 1 (eine) schwache Stelle." (Abb. 2-30).

Es gibt natürlich noch viele andere Möglichkeiten, den Achillessehnenreflex zu prüfen; diese Möglichkeiten sind mehrfach beschrieben worden. Unter all diesen Möglichkeiten kann man sich die dem Patienten und der Situation angepaßte dann jeweils zur Untersuchung aussuchen.

Handelt es sich um bettlägerige Patienten, kreuzt man ein Bein über dem Kniegelenk der anderen Seite, so daß das Sprunggelenk frei bewegt werden kann. Dann versucht man, den Reflex auszulösen, nachdem man vorher den Fuß leicht nach dorsal hin flektiert hat. Eine andere Möglichkeit besteht darin, den Patienten aufzufordern, das Kniegelenk um 90° zu beugen und daß man dann versucht nach entsprechendem Dorsalflektieren des Fußes, den Reflex zu prüfen. Bei geschwollenem Knöchel oder falls die Berührung der Achillessehne schmerzhaft sein sollte, fordert man den Patienten auf, sich flach auf eine Untersuchungsliege zu legen, so daß der Fuß über die Kante dieser Liege hinausragt. Dann drückt man den Fuß leicht durch Druck auf die Zehenballen nach dorsal und prüft gleichzeitig durch einen leichten Schlag auf die Achillessehne den Reflex. Daraufhin gibt es dann eine Kontraktion des Gastrocnemius, und der Fuß bewegt sich leicht nach plantarwärts. Es sollte aber möglich sein, diese Plantarbewegung des Fußes schon mit der Hand allein zu fühlen.

Sensibilitätsprüfung:

Das Dermatom S 1 bedeckt den lateralen Fußrand sowie Teile der Fußsohle (Abb. 2-9).

Neurologische Etagen S 2, S 3, S 4:

Die Nervenwurzeln der Etagen S 2 und S 3 versorgen die kleinen Fußmuskeln („intrinsic"-Muskeln). Obwohl es schwer ist, diese Muskeln im einzelnen zu prüfen, sollte man sich die Zehen auf eventuelle Hammerzehendeformatitäten genau ansehen, da dies möglicherweise durch eine Denervation der „intrinsic"-Muskeln verursacht sein kann. Außerdem sind aber S 2, S 3 und S 4 auch die hauptsächlichsten Versorger der Blase, die neben Auswirkungen auf die Fußmuskulatur ebenfalls durch neurologische Störungen betroffen zu sein vermag.

Reflexprüfung:

Weder S 2 noch S 3 oder S 4 verfügen über einen zugehörigen tiefen Reflex. Es gibt allerdings die Möglichkeit, den oberflächlichen Analreflex zu prüfen. Man prüft diesen Reflex, indem man die perianale Haut berührt, worauf sich der Sphinkter (S 2, S 3, S 4) kontrahieren sollte.

Sensibilitätsprüfung:

Um den Anus herum gibt es drei konzentrisch angeordnete Dermatome, die von innen nach außen durch S 5, S 4 und S 3 innerviert werden (Abb. 2-31).

Zusammenfassung:

Zur neurologischen Prüfung und Beurteilung der unteren Extremitäten empfiehlt sich das nachfolgende klinische Schema. Genau wie im Bereich der oberen Extremitäten sollte zuerst die Motorik, dann die Sensibilität und zuletzt das Reflexverhalten überprüft werden.

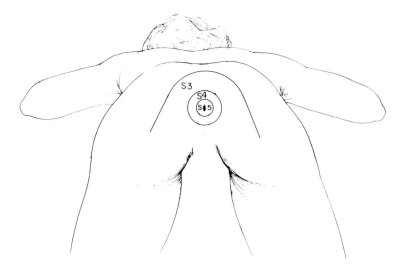

Abb. 2-31: Sensible Dermatome S 2, 3, 4 und 5.

Da man sich bei der Prüfung der *Motorik* im Bereich der unteren Extremitäten im wesentlichen auf den Fuß beschränken kann, ist mit einer solchen Prüfung ein Minimum an Aufwand für den Untersucher, aber auch für den Patienten verbunden. Man prüft zuerst die Muskeln vom medialen zum lateralen Fußrand hin, d.h. zuerst überprüft man den durch L 4 innervierten Tibialis anterior am medialen Fußrand, dann den Extensor digitorum longus und brevis auf dem Fußrücken, die durch L 5 innerviert werden, und schließlich die Peronei am lateralen Fußrand, die durch S 1 versorgt werden.

Auch die *Sensibilitätsprüfung* kann sich im wesentlichen auf den Fuß beschränken, Am medialen Fußrand prüft man L 4, auf dem Fußrücken L 5 und schließlich am lateralen Fußrand S 1 (Abb. 2-32). Es hat sich als praktisch erwiesen, die Sensibilitätsprüfung an beiden Füßen gleichzeitig durchzuführen, da man somit einen direkten Vergleich bekommt. Bemerkenswert ist in diesem Zusammenhang, daß die Haut über einzelnen Muskeln meist durch die gleiche Wurzel versorgt wird, wie diese Muskeln selbst.

Auch das *Reflexverhalten* ist leicht zu prüfen. Am sitzenden Patienten kann man sowohl den für L 4 spezifischen Patellarsehnenreflex als auch den für S 1 typischen Achillessehnenreflex überprüfen.

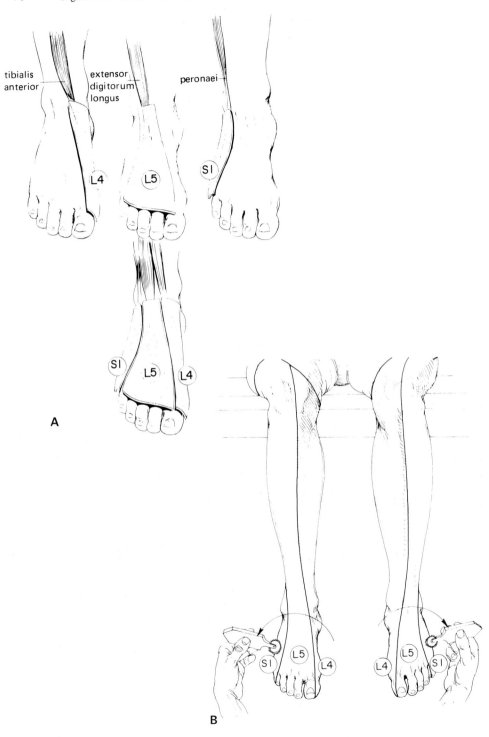

Abb. 2-32: Die sensiblen Dermatome am Fuß (A) und wie man sie prüfen kann (B).

Neurologische Etagendiagnostik an den unteren Extremitäten:

Motorik:

L 3 — Quadrizeps (L 2, L 3, L 4)
L 4 — Tibialis anterior
L 5 — Zehenstrecker
S 1 — Peronaei

Sensibilität:

Th 12 — unteres Abdomen unmittelbar proximal des Leistenbandes
  L 1 — Oberschenkel unmittelbar distal des Leistenbandes
  L 2 — mittlerer Oberschenkel
  L 3 — unterer Oberschenkel
  L 4 — medialer Unterschenkel und medialer Fußrand
  L 5 — lateraler Unterschenkel und Fußrücken
  S 1 — lateraler Fußrand
  S 2 — länglicher Streifen am hinteren Oberschenkel

Reflexe:

  L 4 — Patellarsehnenreflex
  L 5 — Tibialis-posterior-Reflex (schwer auslösbar)
  S 1 — Achillessehnenreflex

Klinische Anwendbarkeit der neurologischen Etagendiagnostik

Bandscheibenvorfälle:

Genau wie im zervikalen Bereich gibt es auch im Lumbalbereich vorwiegend nach hinten und seitlich hervortretende Bandscheibenvorfälle; die anatomischen Gegebenheiten ähneln im Prinzip denen im Zervikalbereich (siehe Seite 29) und die vorgefallene Bandscheibe drückt meist auf eine von zwei Nervenwurzeln in der entsprechenden Etage (Abb. 2-33). Die Patienten klagen gewöhnlich über Schmerzausstrahlungen ins Bein hin oder — was allerdings selten der Fall ist — über Schmerzen, die gleichzeitig in beide Beine hin ausstrahlen.

Man beachte jedoch, daß es eine besondere Beziehung gibt zwischen den Nervenwurzeln der Cauda equina und den Bandscheibenräumen. Bevor die Nervenwurzel nämlich das Foramen intervertebrale verläßt, beschreibt sie einen ca. 45°-Winkel um die Bogenwurzel des entsprechenden Wirbelkörpers. Da diese Bogenwurzel jedoch im oberen Drittel des Wirbelkörpers liegt, wird die Nervenwurzel, die eng an diesem Wirbelkörper anliegt und somit niemals den darunter liegenden Bandscheibenraum überquert, gewöhnlich von Bandscheibenvorfällen, die sich auf Höhe dieses Zwischenwirbelraumes abspielen, nicht tangiert (Abb. 2-34). Aus diesem Grunde wird die Nervenwurzel gewöhnlich nur durch Vorfälle von Bandscheiben oberhalb der Stelle, wo sie den Rückenmarkskanal verläßt, in Mitleidenschaft gezogen. So kreuzt z.B. die Wurzel L 5 den Zwischenwirbelraum L 4/L 5 und wendet sich dann, indem sie sich um die oben erwähnte Bogenwurzel von L 5 herumkrümmt, dem Zwischenwirbelloch zu, aus dem sie, bevor sie den Bandscheibenraum L 5/S 1 erreicht, den Wirbelkanal verläßt. Diese Wurzel kann somit zwar von einer L 4/L 5-Protrusion, nicht aber von einer L 5/S 1-Protrusion beeinflußt werden. Es erscheint somit klar, daß z.B. ein Patient mit Symptomen entlang der Ausstrahlung von L 5 eine Protrusion oberhalb des 5. Lendenwirbelkörpers haben muß.

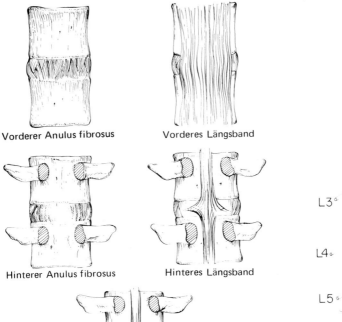

Vorderer Anulus fibrosus   Vorderes Längsband

Hinterer Anulus fibrosus   Hinteres Längsband

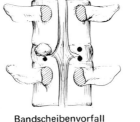

Bandscheibenvorfall

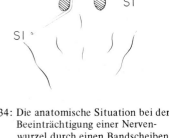

Abb. 2-33: Die anatomische Gegebenheit bei
einem lumbalen Bandscheibenvorfall nach dorsal.

Abb. 2-34: Die anatomische Situation bei der
Beeinträchtigung einer Nerven-
wurzel durch einen Bandscheibenvorfall

Da bei L 4/L 5, aber auch bei L 5/S 1 in den entsprechenden Gelenkverbindungen die
größtmögliche Beweglichkeit im Lumbalbereich liegt, sind diese beiden Etagen von allen
Lumbaletagen, aber auch von allen übrigen Wirbelsäulenetagen am meisten von Affektionen, d.h. vorwiegend von Bandscheibenvorfällen betroffen.

Die Tabelle 2-1 zeigt die verschiedenen Prüfungen der klinisch wichtigsten Etagen auf.

Dieses Schema eignet sich insbesondere für die kritische Beurteilung der Problematik
von Bandscheibenvorfällen (Abb. 2-33, 2-36, 2-37, 2-38). Obwohl die Tabelle genaue
neurologische Etagen wiedergibt, ist das klinische Bild doch oft nicht ganz so klar. Die
Gründe für diese Diskrepanzen sind vielgestaltig. Z.B. kann eine Nervenwurzel durchaus
auch Anteile benachbarter Nervenwurzeln mit sich führen. Auf diese Art und Weise
kann die Wurzel L 4 z.B. Anteile von L 3 oder L 5 enthalten. Darüber hinaus kann
eine einzelne vorgefallene Bandscheibe zur gleichen Zeit zwei verschiedene Nervenwurzeln
beeinträchtigen. Dies betrifft insbesondere die Bandscheibe zwischen L 4 und L 5, die
sowohl die Wurzel L 5 als auch die Wurzel S 1 zu irritieren vermag, besonders wenn es
sich um einen medialen Bandscheibenvorfall handelt. Manchmal gibt es auch mehrere
Bandscheibenvorfälle in verschiedenen Etagen, was wiederum atypische neurologische
Veränderungen nach sich ziehen kann.

Tab. 2-1: Lumbale Bandscheibenvorfälle

Wurzel	Bandscheibe	Muskeln	Reflexe	Sensibi-lität	EMG	Myelogramm
L 4	L 3/L 4	Tibialis anterior	Patellar-sehnen-reflex	medialer Anteil des Beines	Fibrillatio-nen oder steile Wel-len des Ti-bialis an-terior	Vorwölbung in Höhe L 3/L 4
L 5	L 4/L 5	Extensor hallucis longus	keine (bzw. Tibialis posteri-or-Re-flex)	lateraler Anteil des Bei-nes und Fuß-rücken	Fibrillatio-nen oder steile Wel-len des Ex-tensor hallu-cis longus[+]	Vorwölbung in Höhe L 4/L 5
S 1	L 5/S 1*	Peronaeus longus und brevis	Achilles-sehnen-reflex	Lateraler Fußrand	Fibrillatio-nen oder steile Wel-len des Pe-ronaeus lon-gus und brevis[++]	Vorwölbung in Höhe L 5/S 1

[*] Etage der häufigsten Bandscheibenvorfälle.
[+] Extensor digitorum longus und brevis, medialer Kniebeuger, Glutaeus medius
[++] Flexor hallucis longus, Gastrocnemisus, lateraler Kniebeuger, Glutaeus maximus

Andere tiefe Kreuzschmerzen im Gegensatz zum Bandscheibenvorfall:

Viele Patienten klagen, insbesondere nachdem sie schwere Gegenstände aufgehoben haben oder heruntergehoben haben oder aber nach einem schweren Verkehrsunfall, bei
dem sie im Fahrgastraum umhergeschleudert und verdreht worden sind, über sogenannte
tiefe Kreuzschmerzen. Meist klagen sie darüber hinaus über Ausstrahlungen unterschiedlichen Schweregrades sowohl um die hinteren Beckenkämme herum als auch über die
Hinterseite des Beckens verlaufend.

Man kann diese Beschwerden im Sinne generalisierter Rückenschmerzen oder auch
Beschwerden im unteren Kreuz vom echten neurologischen Krankheitsbild dadurch differenzieren, daß man im Bereich der unteren Extremität nach einer Wurzelkompression
fahndet bzw. entsprechende Ausfallserscheinungen sucht. Eine solche neurologische
Austestung beider Beine sollte natürlich immer wieder wiederholt werden, um nicht
eventuelle Verbesserungen oder Verschlechterungen des neurologischen Status –
auch als Therapiefolge – zu übersehen.

Die eingeschlagene Therapie sollte – auch wenn der Patient nicht damit einverstanden
ist – solange konservativ bleiben, bis sich signifikante pathologische Veränderungen im
neurologischen Status oder aber im Röntgenbild oder im EMG finden.

Obwohl sich bei echten Bandscheibenvorfällen häufig nur ein bis zwei typische neurologische Ausfallserscheinungen finden lassen mögen, kann dies jedoch für eine exakte
neurologische Etagendiagnostik ausreichend sein. Natürlich kann die Diagnose mit
Hilfe einer Myelographie oder aber einer Elektromyographie weiter objektiviert werden, obwohl oft eine gründliche körperliche Untersuchung schon ausreicht, um die betroffene neurologische Etage exakt festzulegen und eine entsprechende Therapie zu ver-
anlassen.

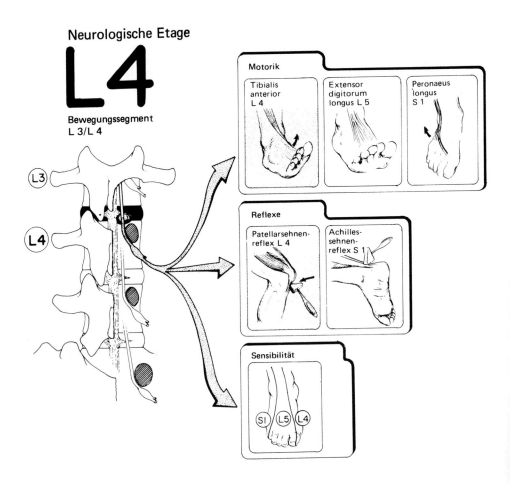

Neurologische Etage

L4

Bewegungssegment L 3/L 4

Abb. 2-35: Ein Bandscheibenvorfall zwischen L 3 und L 4 betrifft die Wurzel L 4.

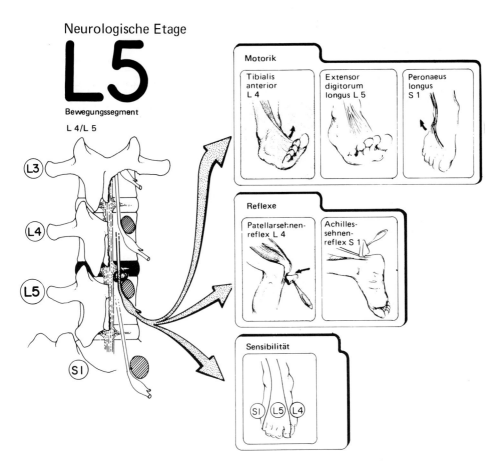

Abb. 2-36: Ein Bandscheibenvorfall bei L 4/L 5 betrifft die Wurzel L 5. Diese Etage ist am zweithäufigsten von lumbalen Bandscheibenvorfällen betroffen.

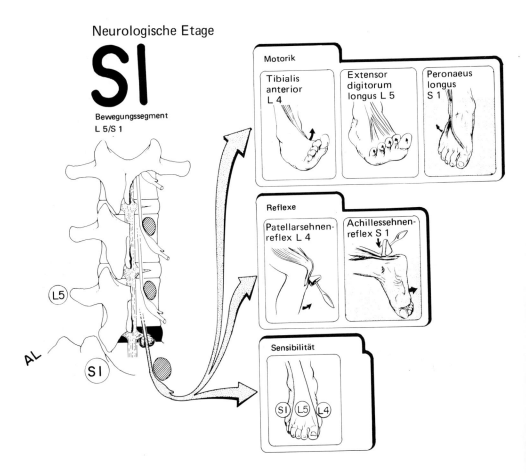

Abb. 2-37: Ein Bandscheibenvorfall bei L 5/S 1 betrifft die Wurzel S 1. Diese Etage ist am häufigsten von lumbalen Bandscheibenvorfällen betroffen.

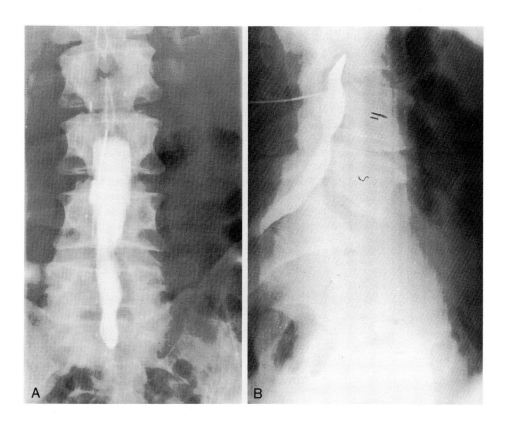

Abb. 2-38: A. + B.   Myelogramm: Bandscheibenvorfall bei L 5/S 1.

Spondylolyse und Spondylolisthese:

Als Spondylolyse bezeichnet man eine Spalte in der sogenannten Interartikulärportion, also in dem Bereich zwischen oberem und unterem Gelenkfortsatz oder präziser an der Stelle, wo der untere Gelenkfortsatz der Bogenwurzel am nächsten kommt. Aus diesem Grunde kommt es häufig zu einem Abgleiten des betroffenen Wirbelkörpers von dem nächstunteren Wirbelkörper. Diesen Gleitvorgang nach ventral bezeichnet man als Spondylolisthese. Obwohl die eigentliche Ätiologie des erwähnten Defektes in der Interartikulärportion noch unbekannt ist, nimmt man an, daß es sich dabei um den Ausdruck einer Ermüdungsfraktur infolge fortgesetzter Beanspruchung handelt. Oft kommt es, hervorgerufen durch eine Spondylolisthese L 5/S 1 mit Beteiligung der Nervenwurzeln L 5/S 1, zu Krämpfen in den Kniebeugern, die ja medial von L 5 und lateral von S 1 versorgt werden. Sowohl die Sensibilität als auch das Reflexverhalten bleiben jedoch meist normal, es sei denn, es liegt außerdem zusätzlich ein Bandscheibenvorfall vor. Gelegentlich kommt es auch bei Patienten mit degenerativen Veränderungen ohne Spondylolyse in der Interartikulärportion zu einer Spondylolisthese; diese „Pseudospondylolisthese" ist allerdings relativ selten.

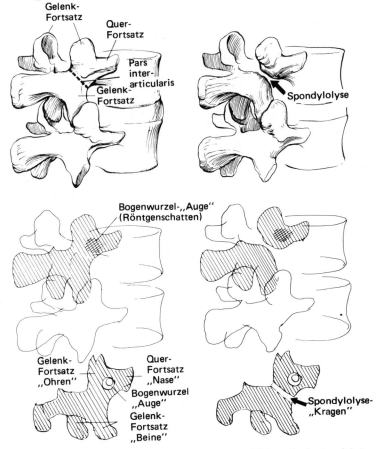

Abb. 2-39: Die schematische Zeichnung des schräg-seitlichen Röntgenbildes zeigt im Bereich der Interartikulärportion die für eine Spondylolyse typische „scotchterrier"-artige Konfiguration. Es scheint so, als ob die Defektbildung in der Interartikulärportion das Hundehalsband wäre.

Das Ausmaß des Gleitens nach vorn wird klinisch an der Verschiebung des oberen Wirbelkörpers zum unteren gemessen. Handelt es sich um einen Gleitvorgang bis zu 25% des Wirbelkörperdurchmessers, so spricht man von einer Spondylolisthese I. Grades, bei einem Abgleiten von 25 bis 50% von einer Olisthese II. Grades und schließlich bei 50 bis 75% von einem Gleiten III. Grades. Derjenige Wirbelkörper, der am häufigsten von Spondylolysen und Spondylolisthesen betroffen ist, ist der 5. LWK. Am zweithäufigsten finden sich diese Veränderungen am 4. Lendenwirbelkörper. Das Ausmaß der von dem Patienten empfundenen und geklagten Beschwerden steht in keinem Zusammenhang mit dem Ausmaß des Abrutschens, d.h. ein Patient mit einer Spondylolisthese I. Grades mag stärkste Beschwerden haben, während ein Patient mit einer Spondylolisthese IV. Grades subjektiv beschwerdefrei bleiben kann.

Eine Zunahme der Beschwerden bei Patienten mit bekannter Spondylolisthese geht häufig zu Lasten eines zusätzlich hinzugekommenen lumbalen Bandscheibenvorfalles. Es ist bekannt, daß der Prozentsatz der Bandscheibenvorfälle bei Patienten mit Spondylolisthese weitaus größer ist als normalerweise. Gewöhnlich kommt es zu einem solchen Bandscheibenvorfall in der Etage oberhalb der knöchernen Veränderungen. So kommt es z.B. bei einer Spondylolyse L 5 gehäuft zu Bandscheibenvorfällen zwischen L 4 und L 5. Eine Beteiligung der Wurzel L 5 mag demzufolge eine entsprechende Wurzelkompressionssymptomatik mit positivem Lasegue'schen Zeichen, Schwäche der Zehenstrecker und Abschwächung der Berührungs- und Schmerzempfindlichkeit auf dem Fußrücken hervorrufen. Obwohl diese Veränderungen fast immer zu

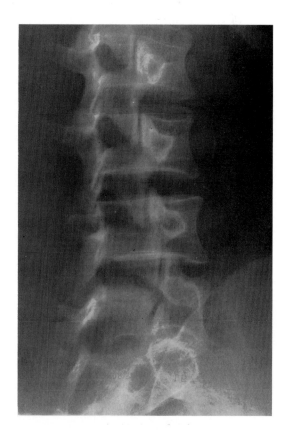

Abb. 2-40: Spondylolyse.

Lasten des zusätzlichen Bandscheibenvorfalles gehen, kann in einigen Fällen die Nervenwurzel auch direkt durch die Spondylolisthese beeinträchtigt werden. Spondylolyse und Spondylolisthese sind häufig Ursache von Rückenschmerzen im Jugendalter; die Patienten klagen dann über Rückenschmerzen insbesondere nach sportlichen Aktivitäten.

Man beachte, daß eine Spondylolyse über ein charakteristisches röntgenologisches Bild verfügt (Abb. 2-39, 2-40).

Herpes Zoster:

Der Herpes Zoster ist eine Viruserkrankung, die gewöhnlich einzelne unilaterale Dermatome befällt. Meistens handelt es sich um einen Befall insbesondere der thorakalen Nervenwurzeln. Der Schmerz geht häufig den ersten Hautveränderungen voraus und folgt dem Verlauf der Nervenwurzel, ohne jedoch die Körpermittellinie zu überkreuzen. Durch entsprechende Sensibilitätsprüfungen sowie aufgrund der von den Hautveränderungen befallenen Dermatome ist meist eine exakte Etagendiagnostik möglich.

Poliomyelitis:

Bei der Poliomyelitis handelt es sich um eine akute, infektiöse Viruserkrankung, die entweder zu vorübergehenden oder zu bleibenden Beeinträchtigungen der Motorik führt. Es kommt durch die Erkrankung zu einer Zerstörung von Vorderhornzellen des Rückenmarkes. Die Poliomyelitis befällt vorwiegend junge Patienten und führt zu motorischen Lähmungen und Atrophien. Die Sensibilität und das Reflexverhalten hingegen bleiben unbeteiligt, obwohl beide abgeschwächt erscheinen, da der Reflexbogen nur dann unterbrochen werden kann, wenn sämtliche Vorderhornzellen zerstört werden (Abb. 2-41).

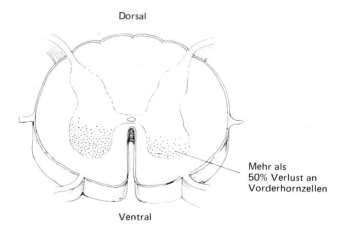

Dorsal

Mehr als
50% Verlust an
Vorderhornzellen

Ventral

Abb. 2-41: Der Verlust von Vorderhornzellen führt klinisch zu einer Muskelschwäche. (Mehr als 50% Verlust an Vorderhornzellen.)

Obwohl die Poliomyelitis Läsionen im Rückenmark setzt, erscheint das klinische Bild der Erkrankung oft Nervenwurzelläsionen sehr ähnlich, da der Virus auch Zellen der Nervenwurzel mitzerstört. W.J.W. SHARRARD fand heraus, daß zumindest 50% aller Vorderhornzellen erst zerstört sein müssen, bevor der betroffene Muskel irgendwelche klinisch erkennbaren motorischen Schwächen zeigt. Die Poliomyelitis befällt jeweils die Vorderhornzellen bestimmter Segmente, jedoch nicht die aller Segmente; manchmal können einige Segmente übersprungen werden, die dann frei von irgendwelchen pathologischen Veränderungen bleiben. Dies wiederum führt dazu, daß Muskeln, die von mehreren Segmenten versorgt werden, nur bis zu einem gewissen Grad von der Erkrankung betroffen werden können. So kommt es z.B. erst zu einer motorischen Schwäche des Quadrizeps, wenn zumindest 50% der Vorderhornzellen sowohl in der Etage L 2 als auch in den Etagen L 3 und L 4 zerstört worden sind. Auf der anderen Seite kommt es fast immer zu einem kompletten Ausfall des Tibialis anterior, der ja fast ausschließlich von L 4 her versorgt wird und ganz ausfällt, sobald die Poliomyelitis zumindest 50% der Vorderhornzellen der entsprechenden Etage zerstört hat. Kommt es zu einem Befall der Vorderhornzellen der 5. Lendenetage, so resultiert eine Abschwächung des Glutaeus medius, der medialen Gesäßmuskulatur sowie der Zehenstrecker. Ein Befall der Vorderhornzellen der 1. Sakraletage hingegen verursacht eine Abschwächung des Glutaeus maximus sowie der lateralen Gesäßmuskeln, aber auch der Peronaei und der Wadenmuskulatur.

Durch die Schutzimpfung allerdings ist die Poliomyelitis als wirklich ernstzunehmendes Problem praktisch eliminiert worden.

Tab. 2-2:

Muskel	Neurologische Etage*		Nerv
Hüftbeuger	L 1, 2, 3		
Hüftadduktoren	L 2, 3, 4		N. obturatorius
Quadrizeps	L 2, 3, 4		N. femoralis
Tibialis anterior	L 4, 5		N. peronaeus profundus
Tibialis posterior	L 4, 5		N. tibialis posterior
Glutaeus medius	L 4, 5	S 1	N. glutaeus superficialis
Mediale Kniebeuger	L 4, 5	S 1	N. ischiadicus, tibialer Teil
Extensor digitorum longus	L 5	S 1	N. peronaeus profundus
Extensor hallucis longus	L 5	S 1	N. peronaeus profundus
Peronaei	L 5	S 1, 2	N. peronaeus superficialis
Wade	L 5	S 1, 2	N. tibialis
Lateraler Kniebeuger	L 5	S 1, 2	N. ischiadicus, tibialer Anteil
Glutaeus maximus	L 5	S 1, 2	N. glutaeus inferior
Flexor hallucis longus		S 1, 2	N. tibialis
Flexor digitorum longus		S 1, 2	N. tibialis
„Intrinsic"-Muskeln		S 2, 3	N. plantaris lateralis und medialis
Peronaeus		S 2, 3, 4	

*   nach Sharrard
—   dominierende neurologische Etage

Teil II
Rückenmarksläsionen nach
neurologischen Etagen

Akute Verletzungen, die eine Tetra- oder Paraplegie nach sich ziehen, stellen sowohl hinsichtlich der Frühdiagnostik als auch hinsichtlich der Prognostizierbarkeit der noch verbliebenen Funktion große Probleme dar. Gerade in unserer heutigen Zeit mit den vielen Möglichkeiten schädigender Einflüsse, wie z.B. Krieg, Automobil- und Arbeitsunfälle sowie Kontaktsportarten, besteht die absolute Notwendigkeit eines wirksamen Systems der neurologischen Frühdiagnostik. Es muß ja die Möglichkeit gegeben sein, im Falle einer traumatischen Läsion nicht nur sofort eine exakte neurologische Diagnose zu stellen, sondern auch sofort die richtige Therapie einzuleiten. Das entscheidende Problem bei der Behandlung von Rückenmarksverletzungen ist der sofortige Schutz des Rückenmarks, sogar dann, wenn eine unmittelbare Untersuchung nicht möglich ist. Wird ein sofortiger Schutz nicht durchgeführt, können aus inkompletten Läsionen komplette werden und aus Nervenwurzelkontusionen Nervenwurzelverluste.

In praktisch jeder Etage kann es zu Verletzungen des Rückenmarkes kommen. In jeder betroffenen Etage stellen sich aber auch spezielle Probleme: Akute Verletzungen des Zervikalmarkes können entweder den sofortigen Tod oder aber eine Tetraplegie bedeuten. Verletzungen des Thorakalmarkes führen zu spastischen Paraplegien, Verletzungen des Lumbalbereiches (Verletzungen der Cauda equina) können zu mehr oder weniger ausgeprägten Lähmungen der Beine führen.

Die nachfolgenden Kapitel beschäftigen sich demzufolge mit diesen drei Bereichen sowie mit den Untersuchungsmethoden, die eine schnelle und exakte und damit ökonomische Etagendiagnostik erlauben.

3. Verletzungen des Zervikalmarkes: Tetraplegie

Eine Tetraplegie bedeutet eine Lähmung aller vier Extremitäten. Sie kommt meistens aufgrund von Verletzungen der Halswirbelsäule vor. Während es fast immer zu einer kompletten Lähmung der unteren Extremitäten kommt, sind die oberen Extremitäten in Abhängigkeit von der betroffenen Etage entweder nur teilweise oder aber auch vollständig betroffen.

Bei der Analyse von Tetraplegien kommt es darauf an, die Höhe und das Ausmaß der Markverletzung, d.h. ob diese komplett oder inkomplett ist, zuerst zu bestimmen. Die Bestimmung dieser beiden Faktoren ist wichtig, bevor irgendwelche therapeutischen oder Rehabilitationsmaßnahmen geplant werden und bevor irgendeine Aussage über die Rückbildungsfähigkeit neurologischer Ausfallserscheinungen gemacht werden kann. Generell kann man jedoch davon ausgehen, daß das Ausmaß der Rückbildungsfähigkeit spinaler Verletzungen abhängig ist von der Dauer der Rückbildungszeit, d.h. während eine schnelle Rückbildungszeit eine gute Prognose hat, hat eine nur langsame Rückbildungszeit eine schlechtere. Diese Faustregel gestattet uns generelle Aussagen über die zukünftigen Möglichkeiten in bezug auf das Laufvermögen sowie die Blasen- und Mastdarmfunktion. Da sich das Rückenmark in der Anfangsphase im Zustand des spinalen Schocks befindet, sind 2- bis 4stündliche Verlaufsuntersuchungen in den ersten 48 Stunden notwendig, um irgendetwas über den weiteren Verlauf, d.h. über die Erholungsfähigkeit des Rückenmarkes aussagen zu können. Anläßlich jeder Untersuchung sollte sowohl Motorik als auch Sensibilität und Reflexverhalten komplett im Hinblick auf eventuell zu erwartende Rückbildungserscheinungen untersucht werden.

Beurteilung einzelner Rückenmarksetagen: C 3 bis Th 1

Ist es zu einer kompletten Durchtrennung des Zervikalmarkes gekommen, so resultiert immer eine vollständige Lähmung der unteren Extremitäten, während das Ausmaß der Lähmung an den oberen Extremitäten davon abhängig ist, in welcher Höhe die Schädigung stattgefunden hat. Obwohl in Wirklichkeit die Verletzungen des Zervikalmarkes immer mehr oder weniger partiell, d.h. inkomplett sind und auch unterhalb der Verletzungsstelle deshalb noch ein Rest als Funktion erhalten bleibt, wollen wir uns auf die Beschreibung von kompletten Läsionen beschränken, da es uns vorwiegend um die Bestimmung der Höhe der verletzten Etage geht.

Der spinale Schock und die damit verbundene schlaffe Lähmung der Muskulatur hält meist zwischen 24 Stunden und 3 Monaten nach der Verletzung an. Spastik und Kloni setzen danach ein und werden im Laufe der Zeit stärker. Die tiefen Sehnenreflexe steigern sich und es treten darüber hinaus pathologische Reflexe hinzu.

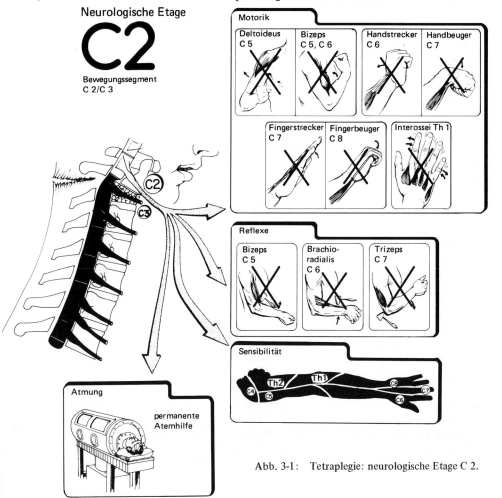

Abb. 3-1:   Tetraplegie: neurologische Etage C 2.

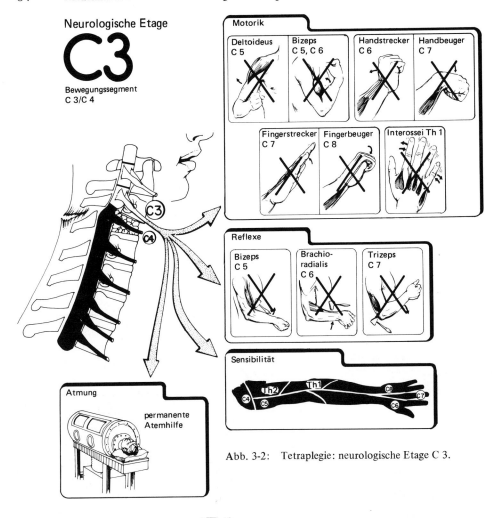

Abb. 3-2:   Tetraplegie: neurologische Etage C 3.

Neurologische Etage C 3 (C 3 intakt):

Ein Befall der Etage C 3 bedeutet, daß die Nervenwurzel C 3 zwar intakt ist, die 4. Nervenwurzel jedoch geschädigt ist. Die mit der Wurzel C 3 korrespondierende Wirbelsäulenetage ist C 3/C 4 (Abb. 3-1, 3-2).

Motorik:

Es kommt zu einem kompletten Verlust sämtlicher motorischer Funktionen im Bereich der oberen Extremitäten, d.h. zu einer kompletten Tetraplegie. Es besteht keinerlei Muskelaktivität mehr, da es zu einer Denervation und zu einem spinalen Schock gekommen ist. Nach Abklingen des spinalen Schocks tritt eine mehr oder weniger ausgeprägte Spastik auf. Der Patient ist auch nicht mehr in der Lage, selbständig zu atmen, da das Zwerchfell zum größten Teil von C 4 versorgt wird. Es besteht nur noch die Möglichkeit der künstlichen Beatmung mit Hilfe der eisernen Lunge. Oftmals jedoch ergibt sich nach einer primär angenommenen C 3-Verletzung eine spätere Erholung von C 4 mit Rückkehr der Zwerchfellfunktion.

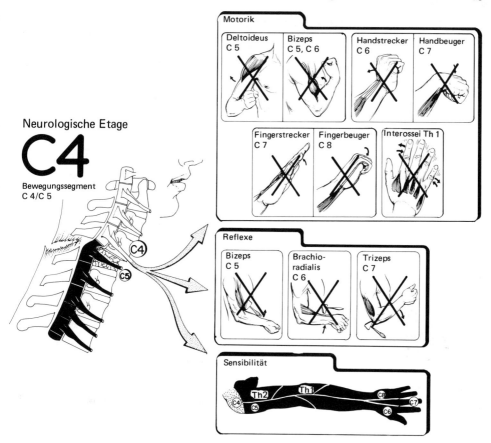

Neurologische Etage

C4

Bewegungssegment
C 4/C 5

Abb. 3-3:   Tetraplegie: neurologische Etage C 4.

Sensibilität:

Im Bereich der oberen Extremitäten und unterhalb der Mamillarlinie besteht keinerlei Gefühl mehr.

Reflexe:

Im Stadium des spinalen Schocks sind keinerlei Reflexaktivitäten auslösbar. Sobald der spinale Schock allerdings vorüber ist, kommt es zur gesteigerten Reflexaktivität sowie zum Auftreten pathologischer Reflexe.

Neurologische Etage C 4 (C 4 intakt):

Dabei bleibt das 4. Rückenmarkssegment intakt. Die Läsion befindet sich zwischen dem 4. und 5. Halswirbelkörper (Abb. 3-3).

Motorik:

Die Muskulatur der oberen Extremität ist völlig ohne Funktion. Da C 4 intakt geblieben ist, ist der Patient in der Lage, selbständig zu atmen und die Schultern zu heben. Die Rippen- und die Bauchatmung sind jedoch nicht mehr möglich und somit sind die respiratorischen Reserven des Patienten nur klein, obwohl sie für seinen reduzierten Funktionsbedarf ausreichend sein mögen.

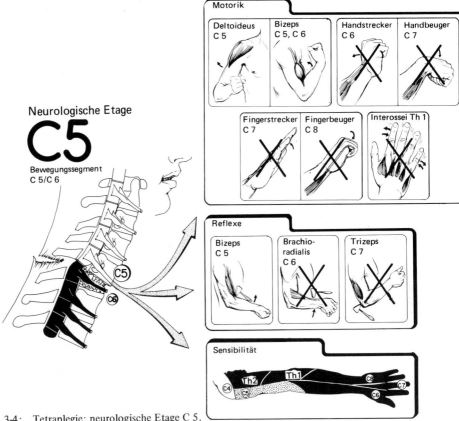

Neurologische Etage

C5

Bewegungssegment
C 5/C 6

Abb. 3-4:   Tetraplegie: neurologische Etage C 5.

Sensibilität:

Gefühl findet sich nur im oberen Brustwandbereich, nicht jedoch an den oberen Extremitäten.

Reflexe:

In der initialen Phase, d.h. in der Phase des spinalen Schocks, sind keinerlei Reflexe auslösbar, während nach Abklingen dieses Schocks sich Veränderungen ergeben mögen.

Neurologische Etage C 5 (C 5 intakt):

Eine Verletzung dieser Etage betrifft nicht C 5. Da C 5 jedoch die oberste Etage ist, die den Plexus brachialis mitbildet, bleibt noch ein Minimum an Funktion im Bereich der oberen Extremitäten übrig (Abb. 3-4).

Motorik:

Der Deltoideus und auch Teile des Bizeps bleiben in ihrer Funktion erhalten. Der Patient ist also ist der Lage, die Arme im Schultergelenk zu abduzieren, zu beugen und zu strecken sowie auch die Ellbogengelenke etwas zu beugen. All diese Bewegungen sind

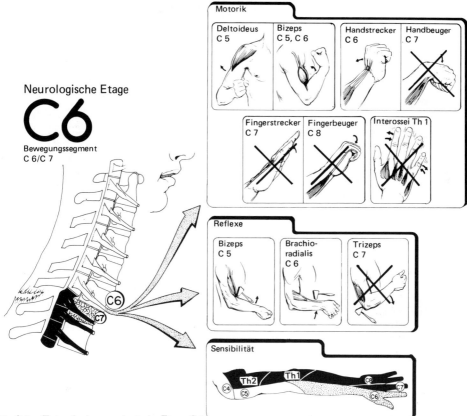

Neurologische Etage

C6

Bewegungssegment
C 6/C 7

Abb. 3-5:   Tetraplegie neurologische Etage C 6.

jedoch schwach, da die übergeordneten Muskeln hauptsächlich von der Wurzel C 6 versorgt werden. Der Patient ist deshalb nicht in der Lage, selbst einen Rollstuhl zu fahren und auch seine respiratorischen Reserven sind nur gering.

Sensibilität:

Die Sensibilität im oberen Thoraxbereich und an der Lateralseite des Oberarmes bis zum Ellbogengelenk hin bleibt intakt.

Reflexe:

Da der Bizepssehnenreflex hauptsächlich von C 5 unterhalten wird, kann er entweder normal auslösbar sein oder nur leicht abgeschwächt erscheinen. Nach Abklingen des spinalen Schocks und der damit verbundenen Erholung von C 6 vermag das Reflexverhalten wieder lebhafter zu werden.

Neurologische Etage C 6 (C 6 intakt):

Beteiligung des Bewegungssegmentes C 6/C 7 (Abb. 3-5).

Motorik:

Da sowohl C 5 als auch C 6 intakt bleiben, sind sowohl der Bizeps als auch die Muskeln der Rotatorenmanschette funktionstüchtig. Die am weitesten distal gelegene, aber noch

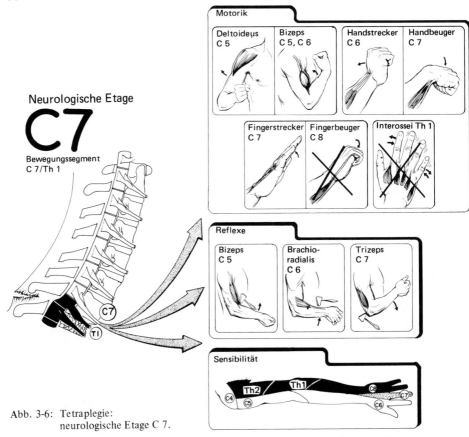

Neurologische Etage

C7

Bewegungssegment
C 7/Th 1

Abb. 3-6: Tetraplegie:
neurologische Etage C 7.

funktionstüchtige Muskelgruppe sind die Handgelenksstrecker; der Extensor carpi radialis longus und brevis (C 6) bleiben versorgt, während der Extensor carpi ulnaris, der von
C 7 versorgt wird, funktionsuntüchtig wird. Der Patient verfügt über eine fast freie
Beweglichkeit der Schultern, über ein volles Beugevermögen der Ellbogen, über eine vol-
le Supinations- und eine partielle Pronationsfähigkeit im Bereich der Unterarme sowie
über eine partielle Streckfähigkeit des Handgelenks. Die Kraft der Handgelenksstreckung
bleibt normal, da sie vorwiegend durch den Extensor carpi radialis longus und brevis
geliefert wird.

Die respiratorischen Reserven sind jedoch immer noch verringert. Der Patient bleibt
auf einen Rollstuhl angewiesen, kann diesen jedoch über ebenes Gelände allein fort-
bewegen.

Sensibilität:

Die Lateralseite der gesamten oberen Extremität und auch des Daumens sowie des Zei-
ge- und des halben Mittelfingers bleiben normal sensibel versorgt.

Reflexe:

Sowohl der Bizepssehnen- als auch der Brachioradialisreflex sind normal.

Neurologische Etage

C8

Bewegungssegment
C 7/Th 1

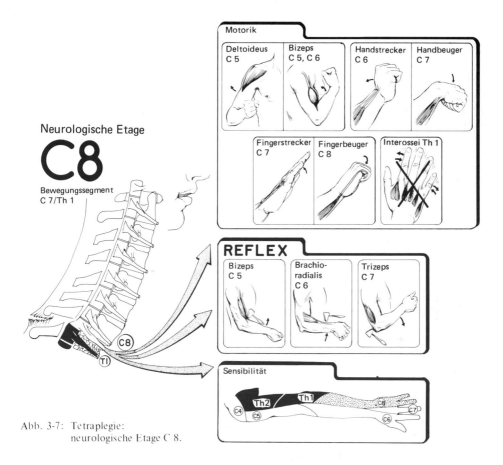

Abb. 3-7: Tetraplegie:
neurologische Etage C 8.

Neurologische Etage C 7 (C 7 intakt):

Beteiligung des Bewegungssegmentes C 7/Th 1 (Abb. 3-6).

Motorik:

Da die Nervenwurzel C 7 unbeteiligt ist, bleiben sowohl der Trizeps als auch die Hand-gelenksbeuger und die langen Fingerstrecker funktionstüchtig. Der Patient ist in der Lage, Gegenstände festzuhalten, obwohl sein Griff extrem schwach ist. Obwohl er noch immer auf den Rollstuhl angewiesen bleibt, kann doch der Versuch unternommen wer-den, ihn an einem Barren zu trainieren und ihn mit Gehhilfen üben zu lassen.

Sensibilität:

C 7 hat keinen wesentlichen sensiblen Ausbreitungsbereich und damit auch kein speziel-les sensibles Dermatom im Bereich der oberen Extremitäten.

Reflexe:

Sowohl der Bizepssehnenreflex (C 5) als auch der Brachioradialisreflex (C 6) und auch der Trizepssehnenreflex sind normal.

Neurologische Etage C 8 (C 8 intakt):

Betroffen ist das Bewegungssegment Th 1/Th 2 (Abb. 3-7).

Motorik:

Die oberen Extremitäten sind motorisch gesehen bis auf die kleinen Handmuskeln intakt, d.h. bis auf die Abduktion und Adduktion der Finger sowie auf den Spitzengriff mit Daumen, Zeige- und Mittelfinger sind alle weiteren Bewegungen möglich. Der Grobgriff stößt deshalb auf Schwierigkeiten, da die eigentliche Handmuskulatur entweder geschwächt oder aber kontrakt ist.

Sensibilität:

Sowohl die lateralen Anteile des Oberarmes als auch die gesamte Hand verfügen über eine normale Sensibilität. Auch im radialen Bereich des Unterarmes bestehen normale sensible Verhältnisse bis auf einen Bezirk von einigen Zentimetern unterhalb des Ellbogengelenkes.

Reflexe:

Alle Reflexe im Bereich der oberen Extremitäten sind erhalten.

Neurologische Etage Th 1 (Th 1 intakt):

Betroffen ist das Bewegungssegment Th 2/Th 3.

Motorik:

Die Beteiligung der neurologischen Etage Th 1 führt zu einer Paraplegie. Die oberen Extremitäten sind voll funktionsfähig. Während der von C 5 bis Th 1 versorgte Plexus brachialis voll intakt ist, sind die unteren Extremitäten entweder partiell oder aber total gelähmt, und zwar in Abhängigkeit vom Ausmaß der Rückenmarksschädigung. Obwohl der Patient noch immer auf einen Rollstuhl angewiesen ist, vermag er doch einige Schritte mit entsprechenden Gehschienen herumzulaufen, obwohl man berücksichtigen muß, daß eine Th 1-Paraplegie eine Instabilität des Rumpfes und somit eine erhebliche Erschwernis beim aktiven Aufrichten des Oberkörpers beinhaltet. Ein Gehtraining kann somit niemals das Ziel verfolgen, den Patienten zum Gehen zu bringen, sondern hat lediglich Übungswert.

Sensibilität:

Sowohl die vordere Brustwand bis zur Mamillenlinie als auch die gesamten oberen Extremitäten verfügen über eine normale Sensibilität.

Reflexe:

Das Reflexverhalten an den oberen Extremitäten ist normal.

Reflexe des oberen motorischen Neurons:

Es kommt in Verbindung mit einer Tetraplegie zum Auftauchen pathologischer Reflexe sowohl im Bereich der oberen als auch im Bereich der unteren Extremitäten. Im Bereich der oberen Extremitäten findet man das sogenannte Hoffmann'sche Zeichen, das — falls es auslösbar ist — für eine Schädigung des 1. motorischen Neurons spricht.

Um dieses Hoffmann'sche Zeichen auszulösen, knipst man den Nagel des Mittelfingers. Normalerweise gibt es darauf keinerlei Reaktion. Bei einer positiven Reaktion
im Sinne eines positiven Hoffmann'schen Zeichens allerdings ergibt sich eine Beugung
des Endgliedes des Daumens (Abb. 3-8) und des Mittel- und Endgliedes des Zeigefingers.

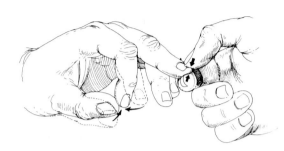

Abb. 3-8: Hoffmann'sches Zeichen
als Hinweis auf eine
Läsion des ersten
motorischen Neurons.

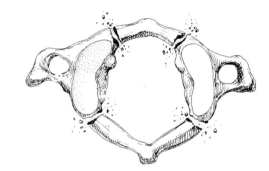

Abb. 3-9: Jefferson-Fraktur, ein
Berstungsbruch des Atlas.

Klinische Anwendung:

Frakturen und Dislokationen im Bereich der Halswirbelsäule:

Verletzungen der Halswirbelsäule sind der hauptsächlichste Grund für das Zustandekommen von Tetraplegien. Abhängig vom Unfallmechanismus kommt es zu Fle-
xionsverletzungen (Kompressionsfrakturen), Hyperextensions- und Flexions- sowie
Rotationsverletzungen (zervikale Dislokationen).
   In manchen Fällen besteht keine Übereinstimmung zwischen der stattgehabten Ske-
lettverletzung und der betroffenen neurologischen Etage. So kann es z.B. vorkommen,
daß bei einer Dislokation zwischen dem 5. und 6. Halswirbelkörper die neurologische
Etage C 6 unverletzt bleibt. Das heißt, man muß jeden Patienten ganz individuell beurteilen.

Frakturen von C 1:

Die C 1- oder sogenannte Jefferson-Fraktur besteht in einer Berstung des Atlasringes, die
gewöhnlich mit einer Dekompression des Rückenmarkes einhergeht. Die Ursache der
Verletzung liegt meistens in einem Sturz auf den Kopf. Falls der Patient diesen Sturz
überlebt, finden sich in der Regel keine anhaltenden neurologischen Veränderungen
(Abb. 3-9, 3-10).

Frakturen von C 2:

Die C 2- oder auch sogenannte Henkersfraktur besteht in einem Berstungsbruch, der
den Körper des 2. HWK von seinen hinteren Anteilen trennt und somit ebenfalls zu

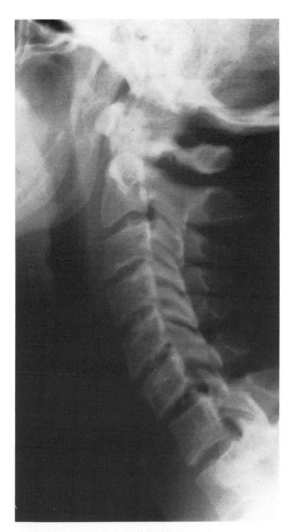

Abb. 3-10: Jefferson-Fraktur.

einer Dekompression des Rückenmarkes führt. Auch in diesem Falle kommt es gewöhnlich, falls der Patient überlebt, nur zu vorübergehenden neurologischen Veränderungen (Abb. 3-11, 3-12).

Frakturen des Processus odontoideus:

Eine Fraktur an der Basis des Proc. odontoideus kommt meistens durch einen Unfall zustande. Die Patienten überleben diesen Unfall gewöhnlich. Es finden sich nur vorübergehende neurologische Veränderungen, ohne daß es zum Zustandekommen einer spezifischen Wurzelkompressionssymptomatik käme. In einigen Fällen jedoch, insbesondere bei gravierenden Traumen, kann der Tod eintreten. Gewöhnlich ist jedoch im Bereich des Rückenmarkskanales so viel Platz, daß eine partielle Dislokation des Processus odontoideus nach stattgehabter Fraktur toleriert wird. (Abb. 3-13, 3-14).

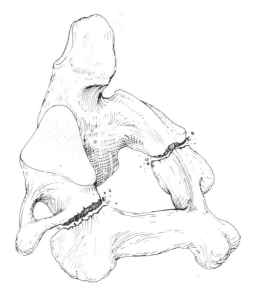

Abb. 3-11: Henkers-Fraktur, eine Fraktur, bei der die hinteren Anteile von C 2 vom Wirbelkörper getrennt werden

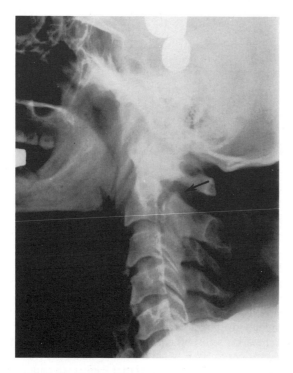

Abb. 3-12: Henkers-Fraktur.

Proc.
odontoideus

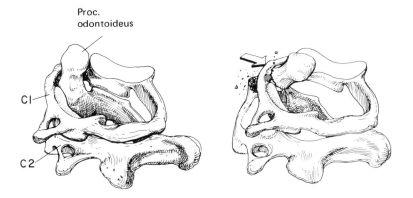

Cl

C2

Abb. 3-13: Densfraktur.

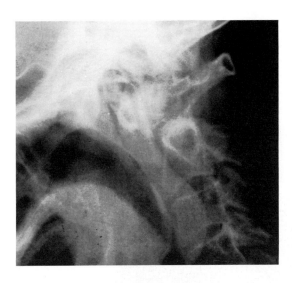

Abb. 3-14: Densfraktur.

Frakturen von C 3 bis C 7:

Kompressionsfrakturen werden gewöhnlich durch Hyperflexionsverletzungen hervorgerufen, d.h. eine vertikal einwirkende Kraft reißt die Wirbelkörperdeckplatte ab
und zertrümmert den Wirbelkörper. Solche Berstungsbrüche entstehen im Bereich
der Hals- und der Lendenwirbelsäule; dabei kann es in beiden Abschnitten zu Läsionen sowohl des Rückenmarkes selbst als auch der Nervenwurzeln kommen (Abb. 3-15).
Eine Kompressionsfraktur des 5. HWK, wohl die häufigste an der Halswirbelsäule,
führt meist zu einer Läsion des Plexus brachialis und kann auch eine Tetraplegie zur
Folge haben. Kompressionsfrakturen können mit Hilfe von Röntgenaufnahmen leicht
diagnostiziert werden (Abb. 3-16).

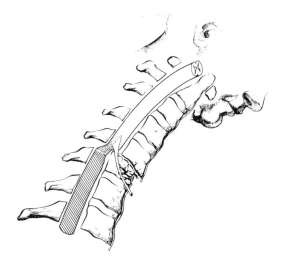

Abb. 3-15: Zervikale Kompressionsfraktur durch Hyperflexion im Nackenbereich.

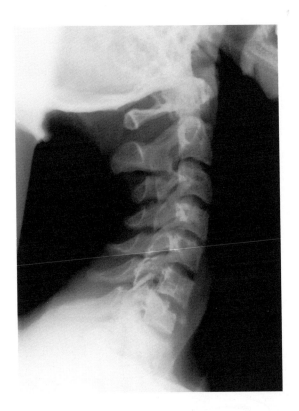

Abb. 3-16: Kompressionsfraktur der Halswirbelsäule.

Hyperextensionsverletzungen der Halswirbelsäule entstehen meist durch Auffahrunfälle. Gewöhnlich ist eine solche Hyperextensionsverletzung eine reine Weichteilverletzung im Gegensatz zu der rein knöchernen Kompressionsverletzung, die mit einer Fraktur des Wirbelkörpers einhergeht. Gewöhnlich reißt das vordere Längsband, aber auch das Rückenmark kann betroffen werden. Da ein solches Hyperextensionstrauma meistens eine reine Weichteilverletzung darstellt, kann es auf Röntgenaufnahmen nicht darstellbar sein (Abb. 3-17).

Zu inkompletten Dislokationen im Bereich Gelenkfortsätze kommt es meist nach sogenannten Flexions-Rotations-Traumen. Eine solche einseitige Verhakung führt häufig zu einer Einengung nicht nur des Rückenmarkskanales, sondern auch des Foramen intervertebrale. Da eine solche einseitige Dislokation den Wirbelkörper gewöhnlich um weniger als 50% nach ventral verschiebt, zeigen ungefähr 75% aller Fälle keinerlei neurologische Veränderungen, da keine nennenswerte Einengung des Rückenmarkskanales mit entsprechender Kompression des Markes entsteht (Abb. 3-18, 3-21).

Ein größeres Risiko im Hinblick auf eine Einengung des Rückenmarkskanals stellt hingegen eine *beiderseitige Wirbelgelenkluxation* dar, weil sie um mehr als 50% den betroffenen Wirbelkörper nach ventral verschiebt. Wegen dieses größeren Ausmaßes an Verschiebung findet man bei ca. 85% der Patienten neurologische Ausfallserscheinungen. Da die Halswirbelsäule vorwiegend durch ihren Bandapparat stabilisiert wird, kommt es nach beidseitigen Wirbelgelenkverrenkungen, die mit Bandrissen ein-

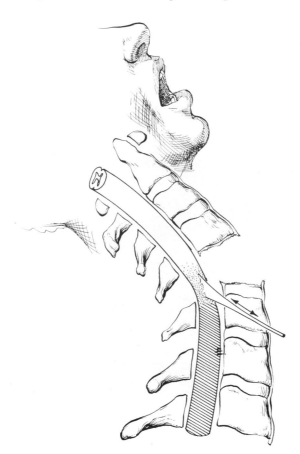

Abb. 3-17: Überstreckungsverletzung
der Halswirbelsäule.

hergehen, nur selten zu einer stabilen Ausheilung; es sei denn, entsprechende thera-
peutische Maßnahmen zur Vermeidung des Risikos weiterer sekundärer Schädigungen
werden eingeleitet. Zu solch kompletten, bilateralen Dislokationen kann es in jeder
Etage kommen, obwohl gerade die Etage C 5/C 6, nämlich das Bewegungssegment
mit der primär größten Beweglichkeit, vorwiegend betroffen wird (Abb. 3-22, 3-23).

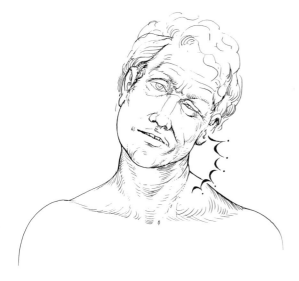

Abb. 3-18: Schmerz bei Verhakung
eines zervikalen Gelenk-
fortsatzes.

Abb. 3-19: Unilaterale Gelenkfortsatz-
luxation (Hoppenfeld, S.:
Physical Examination of the
Spine and Extremities,
Appleton-Century-Crofts).

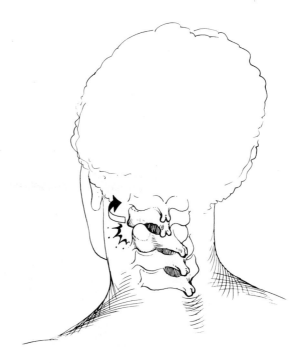

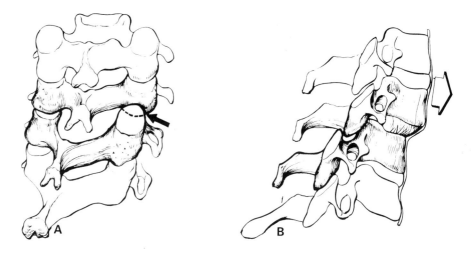

Abb. 3-20: A. + B.   Bei einer unilateralen Gelenkfortsatzverhakung resultiert nur eine ventrale Dislokation von weniger als 50 % der Wirbelkörpertiefe.

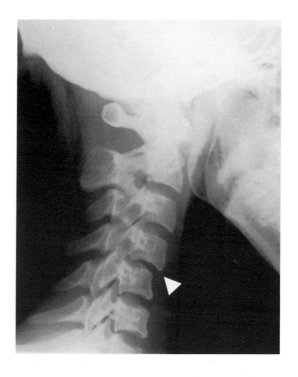

Abb. 3-21: Röntgenbild einer einseitigen Wirbelgelenkluxation.

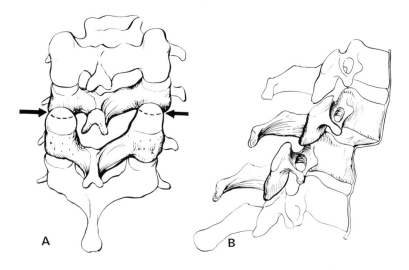

Abb. 3-22: A. + B.   Die bilaterale Gelenkfortsatzverhakung führt zu einer mehr als 50 %igen Verschiebung der Wirbelkörper gegeneinander.

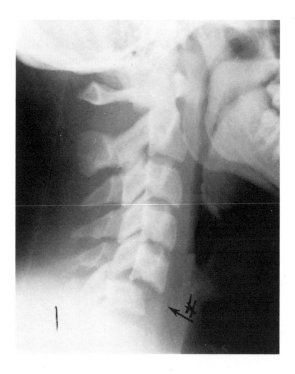

Abb. 3-23: Röntgenbild einer solchen bilateralen Luxation.

Aktivitäten des täglichen Lebens:

Atmung:

Aus dem Vorausgesagten geht hervor, daß eine komplette Durchtrennung des Rückenmarks in Höhe der Etage C 3 nicht überlebt wird, es sei denn, der Patient wird permanent künstlich beatmet. Auch eine Verletzung des Rückenmarks in Höhe C 4/C 5 muß zu einer respiratorischen Insuffizienz führen, die wiederum kleinere pulmonale Affektionen lebensgefährlich werden läßt.

Rollstuhl:

Erst eine Verletzung des Rückenmarkes ab Höhe C 6 erlaubt aufgrund der ausreichenden Funktion der oberen Gliedmaßen die unabhängige Benutzung des Rollstuhles. Da jedoch der Trizeps nicht voll funktionsfähig ist, ist der Patient beim Besteigen oder Verlassen dieses Rollstuhles auf fremde Hilfe angewiesen. Ein funktionstüchtiger Trizeps ist unerläßlich, um den Körper selbst aus dem Rollstuhl zu heben.

Gehstützen:

Bei einer Läsion des Rückenmarkes in Höhe C 8 und höher können Gehstützen nicht benutzt werden, da durch die Denervation der kleinen Handmuskeln ein ausreichend kräftiger Griff zum Umfassen der Gehstöcke nicht möglich ist. Da außerdem darüber hinaus eine respiratorische Insuffizienz vorliegt und gerade das Gehen mit Gehstützen große pulmonale Reserven erfordert, kann ein selbständiges Gehen im Schwunggang oder Vierertakt nicht Ziel unserer therapeutischen Maßnahmen sein. Auch der Versuch, den Patienten zu ermuntern, mit entsprechenden Gehapparaten und anderen Hilfen versorgt, sich selbst fortzubewegen, ist nur selten erfolgreich.

Man muß jedoch bedenken, daß dies nur für komplette Durchtrennungen des Rückenmarkes gilt, partielle Rückenmarksverletzungen zeigen stark variierende neurologische Schädigungsmuster. Deshalb muß jeder Patient individuell behandelt werden (Abb. 3-24).

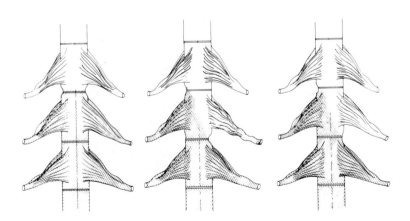

Abb. 3-24: Die Veränderungen bei einer kompletten Läsion sind abhängig von der anatomischen Konfigurationen der neuralen Strukturen in der entsprechenden Etage.

Zervikale Bandscheibenvorfälle:

Obwohl es bei zervikalen Bandscheibenvorfällen oft zu neurologischen Wurzelläsionen kommt, ist gewöhnlich der zervikale Rückenmarkskanal so weit, daß er einen Bandscheibenvorfall ohne Markschäden kompensieren kann und somit eine Tetraplegie selten eintritt. Mediale Bandscheibenvorfälle hingegen vermögen durch eine geringe Kompression des Rückenmarkes zu einer Läsion des ersten motorischen Neurons zu führen. Dies wird zumeist dadurch erkannt, daß es zu einer Herabsetzung der Tiefen-Sensibilität und Vibrationsempfindung im Bereich der unteren Extremitäten kommt. Gröbere Fälle können Muskelschwächen, Reflexanomalien und manchmal frühzeitig Blasensymptome zeigen.

Tumoren der Halswirbelsäule:

Tumoren des Zervikalmarks stellen raumfordernde Prozesse dar. Sie können nur mit Nackenschmerzen, aber auch mit in die Gliedmaßen ausstrahlenden Beschwerden verbunden sein. Eine neurologische Etagendiagnostik dieser Tumoren ist schon aufgrund von neurologischen Ausfallserscheinungen im Bereich der Gliedmaßen möglich. So mag z.B. ein Tumor des Zervikalmarkes in Höhe C 6/C 7 eine Anästhesie des Mittelfingers hervorrufen, den Trizepssehnenreflex verschwinden lassen und mit einer Abschwächung der Fingerstreckung und Handgelenksbeugung einhergehen. Primäre Tumoren des Halsmarkes allerdings gestatten nur selten eine neurologische Abklärung der betroffenen Etage.

Nicht selten treten auch Metastasen im Bereich der Halswirbelsäule auf. Insbesondere Mamma- und Lungenkrebse metastasieren häufig in die Wirbelsäule. Mit der zunehmenden Zerstörung des befallenen Wirbelkörpers kommt es zu dessen Zusammensinterung, schließlich zu einem Gibbus und eine Tetraplegie ist die Folge. Die betroffene neurologische Etage liegt gewöhnlich in Höhe der röntgenologisch sichtbaren Schädigung.

Tuberkulose der Wirbelsäule:

Die Wirbeltuberkulose führt aufgrund der vorausgegangenen knöchernen Destruktionen zur Gibbusbildung. Diese Abknickung der Wirbelsäule läßt schließlich eine Markkompression mit nachfolgender Tetraplegie entstehen, wobei das Fortschreiten der Lähmungserscheinungen viel langsamer als nach einem Trauma vonstatten geht. Häufig kommt es zu einer Rückbildung der neurologischen Ausfallserscheinungen nach chirurgischer Intervention und entsprechender Chemotherapie.

Transversale Myelitis:

Als transversale Myelitis bezeichnet man einen Entzündungsprozeß des Rückenmarkes, der sich in horizontaler Richtung ausbreitet und deshalb longitudinal auf eine oder nur wenige Etagen beschränkt bleibt. Eine aszendierende Myelitis nennt man die Ausbreitung der Entzündung nach kranial.

Eine solche transversale Myelitis kommt oft spontan und plötzlich nach einer Schutzimpfung, nach einer Infektionskrankheit oder aber nach einem Trauma zustande. Obwohl es unterhalb der Läsionsstelle zu sensiblen und motorischen Ausfallserscheinungen kommt, findet sich nur selten eine komplette Anästhesie. Eine anfängliche schlaffe Lähmung geht rasch in eine spastische Lähmung über.

Aufgrund der neurologischen Ausfallserscheinungen ist eine exakte Etagendiagnostik des Entzündungsprozesses meist möglich. Die oberste Begrenzung der sensiblen Ausfallserscheinungen zeigt in der Regel die Höhe der Rückenmarksläsion an.

4. Rückenmarksläsionen unterhalb von Th 1 einschließlich der Cauda equina

Paraplegie:

Die Paraplegie besteht aus der partiellen oder kompletten Lähmung der unteren Extremitäten und des unteren Rumpfes. Sie wird meist verursacht durch eine traumatische Verletzung der Wirbelsäule, kann aber auch durch andere Krankheiten, wie z.B. eine transversale Myelitis, zystische Veränderungen des Rückenmarks und als sogenannte Pott'sche Paraplegie aufgrund einer Wirbeltuberkulose hervorgerufen werden. In seltenen Fällen kommt sie auch nach Korrekturoperationen bei Skoliosen vor, da dabei eine Unterbrechung der Blutzufuhr des Rückenmarkes eintreten kann; ebenso selten nach einer thorakalen Nukleotomie.

Unterhalb von L 1 beginnt die Cauda equina; Verletzungen dieser Region bezeichnet man deshalb als Cauda equina-Verletzungen, die jedoch nur selten zu einer vollständigen Lähmung der unteren Extremitäten führen.

Die nachfolgenden Ausführungen unterstellen allerdings, daß eine solche komplette Läsion existiert. Oft jedoch sind diese Läsionen nur inkomplett, weshalb es wichtig erscheint, die neurologischen Veränderungen und Umstände bei jedem einzelnen Patienten vorsichtig und individuell zu würdigen.

Neurologische Etagen Th 1 bis Th 12:

Die Höhe der neurologischen Schädigung kann durch Überprüfung der Motorik und der Sensibilität festgelegt werden; wobei zu berücksichtigen ist, daß die Sensibilitätsprüfung nicht nur einfacher, sondern auch aussagekräftiger ist.

Muskelprüfung:

Nicht nur die Interkostalmuskeln sondern auch die abdominalen und paraspinalen Muskeln werden segmental innerviert. Eine einwandfreie Funktion der Intercostales setzt deren neurologische Unversehrtheit voraus, während eine Beeinträchtigung der Funktion verdächtig ist auf eine stattgehabte Schädigung. Auch die abdominalen und paraspinalen Muskeln können ähnlich beurteilt werden, da beide Muskelgruppen ebenfalls segmental von Th 7 bis Th 12 (L 1) innerviert werden. Um die Intaktheit der abdominalen Muskeln zu prüfen, läßt man den Patienten sich aus einer liegenden Position leicht aufrichten und palpiere dabei die ventralen abdominalen Muskeln. Gleichzeitig, während der Patient sich aufrichtet, sollte man darauf achten, ob der Nabel eventuell in irgendeiner Richtung verzogen wird. Wenn dies der Fall ist, so spricht es dafür, daß die Muskelgruppe auf der Gegenseite schlaff und denerviert ist (sogenanntes Beevor-Zeichen) (Abb. 2-1). Man beachte außerdem, daß der Nabel die Trennlinie zwischen den Segmenten Th 10 oberhalb und Th 11 unterhalb darstellt. Natürlich sollte eine solche Untersuchung nicht in einem akuten Stadium einer thorakalen Läsion oder bei Patienten mit instabiler Wirbelsäule vorgenommen werden.

Sensibilität:

Die Sensibilität sollte anhand dieser Abbildung überprüft werden (Abb. 4-1). Dabei gibt es bestimmte Hautbezirke, die als besondere Areale zu merken sind:

1. Brustwarzenlinie — Th 4
2. Proc. xiphoideus — Th 7
3. Nabel   — Th 10
4. Leiste   — Th 12

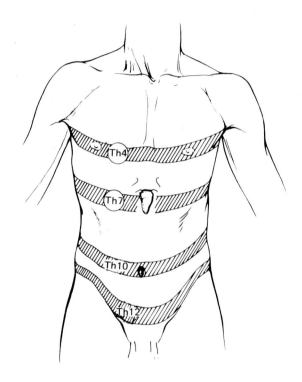

Abb. 4-1:   Sensible Dermatome des Stammes.

Neurologische Etage L 1 (L 1 intakt):

Motorik:

Es besteht eine komplette Lähmung der unteren Extremitäten mit Ausnahme einer geringen Hüftbeugung, da der Iliopsoas teilweise von Th 12, aber auch von L 1, 2 und 3 innerviert wird.

Sensibilität:

Von L 1 an abwärts besteht keine Gefühls- oder Schmerzempfindung mehr, d.h. unterhalb der Vorderseite des oberen Oberschenkeldrittels.

Reflexe:

Solange der spinale Schock anhält, läßt sich weder der Patellar- noch der Achillessehnenreflex auslösen. Sobald der spinale Schock jedoch abklingt, findet man eine Reflexsteigerung.

Blasen- und Mastdarmfunktion:

Die Blase (S 2, 3 und 4) funktioniert nicht mehr. Der Patient kann nicht mehr im Strahl urinieren. Der Anus ist anfänglich schlaff und der oberflächliche Analreflex (S 2, 3 und 4) läßt sich nicht mehr auslösen. Sobald der spinale Schock jedoch wieder abklingt, kontrahiert sich der Sphinkter wieder und der Analreflex ist gesteigert.

Neurologische Etage L 2 (L 2 intakt):

Motorik:

Es besteht eine gute Beugefähigkeit im Bereich der Hüftgelenke, da der Iliopsoas fast vollständig innerviert wird. Die Adduktoren erscheinen, da sie teilweise von L 2, L 3 und L 4 innerviert werden, abgeschwächt. Obwohl auch der Quadrizeps von diesen Segmenten her versorgt wird, hat er klinisch keine signifikante Funktion mehr. Alle anderen Muskeln der unteren Extremität haben keine Innervation mehr, weshalb es durch die ungehinderte Aktivität des Iliopsoas und der Adduktoren zur Beuge- und leichten Adduktionskontraktur kommt.

Sensibilität:

Unterhalb des Dermatoms L 2, das etwa im Übergang vom mittleren zum unteren Oberschenkeldrittel endet, findet sich keinerlei Gefühls- oder Schmerzempfindlichkeit mehr.

Reflexe:

Der Patellarsehnenreflex wird mehr von L 3 und L 4 und in nur geringem Maße von L 2 her innerviert.

Blasen- und Mastdarmfunktion:

Es gibt keine freiwillige Kontrolle mehr.

Neurologische Etage L 3 (L 3 intakt):

Motorik:

Zusätzlich zum Iliopsoas und den Adduktoren funktioniert — wenn auch nur schwach — auch der Quadrizeps. Alle anderen Muskelgruppen sind außer Funktion. Es entstehen dadurch leicht Hüftbeuge-, Adduktions- und Außenrotationskontrakturen, während das Knie gestreckt bleibt.

Sensibilität:

Die Sensibilität ist bis zum Kniegelenk normal (L 3-Dermatom)

Reflexe:

Der Patellarsehnenreflex (L 3, 3 und 4) ist zwar auslösbar, aber abgeschwächt. Der Achillessehnenreflex fehlt.

Blasen- und Mastdarmfunktion:

Es gibt keine willkürliche Kontrolle mehr.

Neurologische Etage L 4 (L 4 intakt):

Motorik:

Mit Ausnahme der jetzt völlig intakten Quadrizepsfunktion entspricht die Muskeltätigkeit ganz der bei einer intakten Etage L 3. Der einzige Muskel, der auch unterhalb des Kniegelenkes funktioniert (L 4) ist der Tibialis anterior, der den Fuß nach dorsal flektiert und invertiert.

Sensibilität:

Zusätzlich zum gesamten Oberschenkel findet sich auch Gefühl an der Medialseite der Tibia sowie am medialen Fußrand.

Reflexe:

Der Patellarsehnenreflex (hauptsächlich innerviert durch L 4) ist normal, der Achillessehnenreflex (S 1) fehlt.

Blasen- und Mastdarmfunktion:

Es gibt keinerlei Kontrolle über eine dieser beiden Funktionen.

Neurologische Etage L 5 (L 5 intakt):

Motorik:

Es besteht immer noch eine Beugekontraktur im Bereich des Hüftgelenkes, da der Glutaeus maximus außer Funktion ist. Der Glutaeus medius (L 1 – S 1) funktioniert nur teilweise und gleicht deshalb auch nur teilweise die Adduktorenfunktion aus. Der Quadrizeps reagiert normal.

Die Kniebeuger sind teilweise funktionstüchtig, da die mediale Beugergruppe (L 5) funktioniert, während der laterale Beuger (S 1) ausgefallen ist.

Die Fußdorsalflektoren und Invertoren funktionieren. Da die Plantarflektoren und Pronatoren fehlen, kommt es leicht zu einer Pes calcaneus.

Sensibilität:

Die Sensibilität im Bereich der unteren Extremität ist bis auf den äußeren Fußrand und die Fußsohle normal.

Reflexe:

Der Patellarsehnenreflex ist normal, der Achillessehnenreflex fehlt.

Blasen- und Mastdarmfunktion:

Keine der beiden Funktionen kann kontrolliert werden.

Neurologische Etage S 1 (S 1 intakt):

Motorik:

Bis auf den etwas geschwächten Glutaeus maximus funktionieren sämtliche Hüftmuskeln regelrecht. Auch die Kniemuskeln sind intakt. Der Soleus und Gastrocnemius (S 1, 2) sind jedoch schwach. Die Zehen gehen aufgrund des Ausfalls der kleinen Fußmuskulatur (S 2, S 3) in zunehmende Krallenstellung.

Sensibilität:

Die Sensibilität im Bereich der unteren Extremitäten ist bis auf eine perianale Anästhesie normal.

Reflexe:

Der Patellarsehnen- und auch der Achillessehnenreflex lassen sich normals auslösen, da der S 2-Anteil des Achillessehnenreflexes praktisch nicht ins Gewicht fällt.

Blasen- und Mastdarmfunktion:

Es fehlt jegliche Kontrolle über beide Funktionen.

Reflexe des ersten motorischen Neurons:

Pathologische Reflexe:

In Zusammenhang mit einer Paraplegie findet man im Bereich der unteren Extremitäten sogenannte pathologische Reflexe. Der Babinski- und auch der Oppenheim-Reflex sind nur zwei davon, die eine Veränderung im ersten motorischen Neuron anzeigen.

Babinski-Reflex:

Bestreicht man mit einem scharfen Instrument die Fußsohle vom Calcaneus entlang dem lateralen Fußrand, erhält man normalerweise eine negative Reaktion, d.h. die Zehen beugen sich plantarwärts. Bei einem positiven Babinski hingegen kommt es zur Dorsalflexion der Großzehe, während die übrigen Zehen sich auseinanderspreizen (Abb. 4-2). Dieses Zeichen spricht für eine Läsion des ersten motorischen Neurons, d.h. für eine Störung im Tractus corticospinalis. Um die genaue Etage bestimmen zu können, muß man in Zusammenhang mit diesem positiven Babinski weitere neurologische Zeichen berücksichtigen. Bei kleinen Kindern hingegen ist das Babinski-Zeichen als normal und nicht als pathologisch zu betrachten. Um den 12. bis 18. Lebensmonat jedoch sollte es verschwinden.

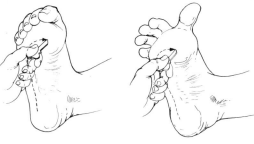

Abb. 4-2:   Babinski-Reflex.

Oppenheim-Reflex:

Streicht man mit dem Finger über die vordere Tibiakante, so erhält man normalerweise, bis auf eine zuweilen geäußerte Schmerzangabe von Seiten des Patienten, keinerlei Reaktion. Unter pathologischen Bedingungen jedoch zeigt sich die gleiche Reaktion wie bei einem positiven Babinski (Abb. 4-3). Man spricht dann von einem positiven Oppenheim-Reflex. Dieser Reflex ist jedoch nicht so aussagekräftig wie der Babinski-Reflex und sollte deshalb nur zur Untermauerung eines positiven Babinski-Reflexes Verwendung finden.

Normale Oberflächenreflexe:

Cremaster-Reflex:

Das Fehlen des Cremaster-Reflexes spricht für eine Unterbrechung des Reflexbogens aufgrund einer Störung im ersten motorischen Neuron. Das Fehlen dieses Reflexes ist allerdings nur verwertbar in Zusammenhang mit anderen pathologischen Reflexen (Babinski- und Oppenheim-Reflex) und kann deshalb die Diagnose einer Schädigung des ersten motorischen Neurons lediglich untermauern.

Um den Cremaster-Reflex auszulösen, bestreicht man die Innenseite des Oberschenkels mit dem scharfen Ende des Reflexhammers. Ist der Reflex auslösbar, so kommt es zu einem Zusammenziehen des gleichseitigen Anteiles des Skrotum, in dem sich der Cremaster (Th 12) kontrahiert. Ist der Cremaster-Reflex einseitig nicht auslösbar, so spricht dies mit Wahrscheinlichkeit für eine Schädigung im zweiten motorischen Neuron, und zwar bei L 1 und L 2 (Abb. 4-4).

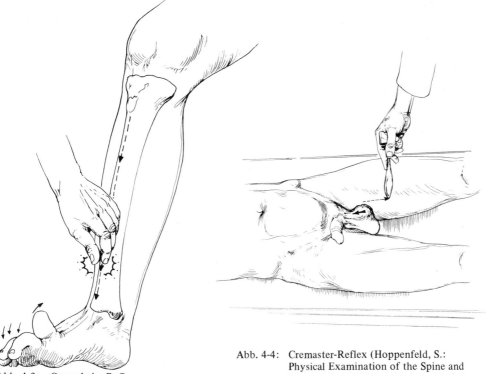

Abb. 4-3:   Oppenheim-Reflex.

Abb. 4-4:   Cremaster-Reflex (Hoppenfeld, S.: Physical Examination of the Spine and Extremities, Appleton-Century-Crofts).

Klinische Anwendung:

Weitere Beurteilung von Rückenmarksverletzungen:

Komplette oder inkomplette Läsionen:

Die Wahrscheinlichkeit von partiellen oder vollständigen Rückbildungserscheinungen des Rückenmarkes hängt weitestgehend davon ab, ob die stattgehabte Läsion komplett oder inkomplett war und ob das Mark komplett oder nur teilweise durchtrennt wurde oder nur eine Kontusion vorgelegen hatte. Verletzungen, bei denen sich die Ausfallserscheinungen nicht innerhalb von 24 Stunden zurückbilden, legen den Verdacht nahe, daß es sich um eine komplette Läsion gehandelt hat und daß es zu keinen weiteren Rückbildungserscheinungen kommen wird. Es bedarf allerdings einer kompletten neurologischen Untersuchung, um diese Verdachtsdiagnose zu untermauern. Zeigt es sich dabei, daß partielle Rückbildungserscheinungen anfänglich stattfinden, so ist die Läsion wahrscheinlich nur inkomplett gewesen. Weitere Rückbildungserscheinungen können erwartet werden. Um diese Verdachtsdiagnose allerdings zu bestätigen, bedarf es einer Erholung über mehrere Etagen, da die Erholung lediglich einer Etage mehr für eine stattgehabte partielle Läsion oder Kontusion der entsprechenden Nervenwurzeln spricht. Eine solche, auf eine Etage beschränkte Rückbildung sagt demzufolge nichts darüber aus, ob die unterhalb dieser Etage gelegene Läsion komplett oder nur inkomplett war. Der Verdacht muß bestehen bleiben, daß es sich entweder nur um eine umschriebene Läsion einer Nervenwurzel, nicht jedoch des Rückenmarkes gehandelt hat, und zwar derjenigen Nervenwurzel, die direkt oberhalb der Markverletzung austritt. Bei dieser Wurzelläsion kann die Muskelkraft sich jederzeit erholen, da die Prognose solcher umschriebenen Läsionen bis zu 6 Monaten nach der stattgehabten Verletzung als gut zu betrachten ist.

Unversehrtheit von Sakralwurzeln:

Der beste Hinweis auf mögliche Rückbildungserscheinungen des Rückenmarkes sind verschont gebliebene Sakralwurzeln, die durch ihre anatomische Lage an der Peripherie des Rückenmarkes von der Verletzung nicht betroffen worden sind. Liegt eine solche Unversehrtheit von Sakralwurzeln vor, besteht die Wahrscheinlichkeit, daß es nur zu einer inkompletten Läsion gekommen ist. In Verbindung damit besteht also auch die Hoffnung, daß es zu einer partiellen oder gar kompletten Rückbildung der motorischen Ausfallserscheinungen, aber auch zur Rückbildung der Blasen- und Mastdarminkontinenz kommt.

Die Intaktheit der Sakralwurzeln kann am besten aufgrund der nachfolgenden motorischen, sensiblen und Reflexprüfungen beurteilt werden:

1. Prüfung der Flexion der Großzehe (S 1-Innervation)
2. Sensibilitätsprüfung der perianalen Region (S 2, 3 und 4)
3. Prüfung des Sphinkterreflexes (S 2, 3 und 4)

Da sowohl die Blase als auch der Mastdarm von den Sakralnerven S 2, 3 und 4 versorgt werden, lassen sich aus der Untersuchung dieses Bereiches durchaus zuverlässige Rückschlüsse auf das Ausmaß der evt. Mitbeteiligung von Sakralwurzeln sowie auf das Ausmaß der zu erwartenden Rückbildungserscheinungen ziehen (Abb. 4-5).

Schlaffe Lähmungen und Spastizität:

Unmittelbar nachdem es aufgrund eines Traumas zu einer Tetra- oder Paraplegie gekommen ist, macht sich ein spinaler Schock bemerkbar, der zu einem völligen Verlust jener

Reflexe führt, die unterhalb der Höhe der stattgehabten Verletzung geschlossen werden. Eine direkte Folge dieses spinalen Schockgeschehens besteht auch darin, daß all diejenigen Muskeln, die in Höhe der traumatisierten Etage des Rückenmarkes und unterhalb der Läsion versorgt werden, genau wie die Blase, erschlaffen. Der spinale Schock verschwindet jedoch 24 Stunden bis 3 Monate nach der Verletzung, und es macht sich dann entweder in einigen oder in all diesen Muskeln eine zunehmende Spastik bemerkbar. Zu dieser Spastik kommt es deshalb, weil der Reflexbogen trotz anatomisch intakter Muskeln eine unterbrochene zerebrale Innervation und keine Kontrolle über die langen Traktus aufweist. Während des spinalen Schocks funktioniert dieser Reflexbogen nicht. In dem Maße jedoch, in dem der spinale Schock verschwindet, beginnt der Reflexbogen wieder zu funktionieren, jedoch ohne inhibitorische oder regulierende Impulse von seiten des Gehirns, weshalb es zu lokalen Spasmen und Kloni kommt. Die anfänglich fehlenden tiefen Sehnenreflexe werden gesteigert, nachdem das spinale Schockgeschehen abgeklungen ist. Eine solche Spastizität kann jedoch auch von Vorteil sein, wenn es z.B. darum geht, die Entleerung von Blase und Mastdarm zu unterstützen.

Prognostizierbarkeit der Gehfähigkeit:

Alle kompletten thorakalen Läsionen führen unabhängig von ihrer Höhe zu den gleichen Problemen. Weil das Thorakalmark keine Ersatz-Innervation für die Beine bietet, macht eine komplette thorakale Läsion, unabhängig von ihrer Höhe, den Patienten zu einem Paraplegiker. Aus der Höhe der sensiblen Ausfallserscheinungen kann man mit größerer Sicherheit auf die Höhe der stattgehabten Läsion schließen als aufgrund der Innervation der Bauchmuskulatur. Für die Prognose im Hinblick auf die Zukunft des Patienten

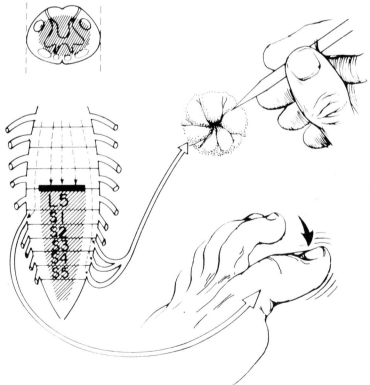

Abb. 4-5:   Unversehrtheit des Sakralplexus.

ist die Funktion der segmental innervierten abdominalen und paraspinalen Muskulatur von ausschlaggebender Wichtigkeit, da sie den Körper insbesondere während der Phase der Rehabilitation beim Sitzen, Stehen und Gehen in Balance halten muß.

Th 1 bis Th 8:

Generell gesehen ist es so, daß ein Paraplegiker mit einer Läsion zwischen Th 1 und Th 8 zwar in seinem Rollstuhl unabhängig ist, er ist jedoch nicht in der Lage, komplexere Bewegungsabläufe, wie z.B. ein Wiederaufrichten vom Boden oder das Überfahren einer Bordsteinkante mit dem Rollstuhl zu bewerkstelligen; dies trifft insbesondere für Läsionen zwischen Th 1 und Th 4 zu.

Th 6:

Ein Paraplegiker mit einer Läsion in Höhe von Th 6 verfügt über eine komplette Funktionstüchtigkeit nicht nur seiner oberen Extremitäten, sondern auch seiner Thoraxmuskulatur und kann somit seinen Schultergürtel stabilisieren.

Th 9 bis Th 12:

Ein Paraplegiker mit einer solchen Läsion kann selbständig mit Gehapparaten und Krücken laufen.

L 1 bis L 3:

Ein Paraplegiker mit einer Läsion in diesem Bereich kann das Becken stabilisieren und deshalb mit Beinschienen und Unterarmgehstützen umhergehen, wenn er will.

L 4 bis S 2:

Dieser Paraplegiker ist vom Rollstuhl nicht mehr abhängig und kann nur mit kurzen Beinschienen und 2 Unterarmgehstützen zurechtkommen. Er ist bei all seinen Aktivitäten total unabhängig.

Obwohl also eine Paraplegie verursacht werden kann durch Läsionen irgendwo zwischen Th 1 und L 1, ist es insbesondere die Etage Th 12/L 1, die bevorzugt von solchen Schädigungen betroffen wird. Dies liegt daran, daß die Gelenkflächen zwischen Th 12 und L 1 schon lumbal, d.h. mehr nach lateral gerichtet sind, während diejenigen der anderen Brustwirbelkörper mehr thorakal, d.h. mehr nach vertikal ausgerichtet stehen (Abb. 4-6). Dadurch liegt der Winkel der gelenkbildenden Flächen von Th 12 und L 1 in einer sagittalen Ebene und läßt deshalb mehr Beugung als die frontal ausgerichteten thorakalen Gelenke zu. Außerdem sind die meisten der anderen thorakalen Wirbelkörper in ihrer Beweglichkeit darüber hinaus durch die an ihnen ansetzenden Rippen eingeschränkt. Die größere Bewegungsmöglichkeit in den Wirbelbogengelenken Th 12/L 1 stellt eine Schwachstelle dar, weshalb hier vermehrt Frakturen mit nachfolgender Paraplegie auftreten (Abb. 4-13). Außerdem sollte man berücksichtigen, daß in diesem Bereich der Spinalkanal so eng ist, daß schon geringfügige Wirbeldislokationen fast zwangsläufig durch Druck auf das Rückenmark zu neurologischen Veränderungen führen. Die häufigste Ursache für Frakturen der thorakalen Wirbelsäule mit nachfolgender Dislokation, die gewöhnlich zu Paraplegien führen, sind extreme Flexions- und Rotationsmechanismen.

Prognostizierbarkeit der Blasen- und Mastdarmfunktion:

Die Wiederherstellung einer ausreichenden Funktion von Blase und Mastdarm und damit die Möglichkeit eines katheterfreien Lebens ist für das weitere Schicksal des Tetra- oder Paraplegikers entscheidend. Eine regelmäßig über einen Katheter zu entleerende Blase neigt zu rezidivierenden Infektionen und eine exzessive autonome Dysreflexie — infolge Überdehnung der Blase in Verbindung mit anderen peripheren Reizen — kann paroxysmale Blutdrucksteigerungen sowie auch eine Bradykardie und unregulierbares Schwitzen mit sich bringen. Die Einschätzung des Ausmaßes der Nichtbeteiligung der Sakralwurzeln läßt sichere Rückschlüsse zu, ob sich die Blasenfunktion erholt oder nicht. Ist die Innervation der Blase und sind deren zentrale Mechanismen intakt, so kommt es gewöhnlich recht bald wieder zu einer Erholung der Blasenentleerungsfunktion. Ist diese Funktion nur partiell unterbrochen, so läßt sich trotz der verbleibenden neurogenen Störung doch noch eine ausreichend gute Funktion antrainieren.

Inkomplette Läsionen:

Eine inkomplette Läsion kann sowohl die Blase als auch den Mastdarm auf verschiedene Art und Weise beeinflussen. Bleibt die Flexionsfähigkeit der großen Zehen sowie die perianale Sensibilität und auch die selbständige Kontrolle des Sphinkter erhalten, so ist mit großer Wahrscheinlichkeit die gesamte sakrale Innervation der Blase und auch des Mastdarmes von der Verletzung verschont geblieben. Die Kontrolle über diese Funktionen wird innerhalb weniger Tage wieder intakt sein (Abb. 4-5).

Ist jedoch die perianale Sensibilität zwar normal, eine willentliche Kontraktion des Sphinkter jedoch nicht möglich, so kann es nur zu einer partiellen Schädigung der sakralen Segmente gekommen sein und sowohl die Blasen- als auch die Mastdarmfunktion vermögen sich zumindest teilweise wieder zu erholen.

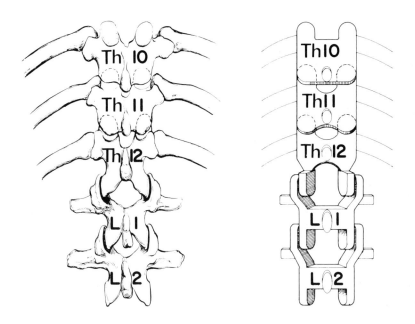

Abb. 4-6:   Unterschied der Gelenkanatomie zwischen Brust- und Lendenwirbelsäule.

Komplette Läsionen:

Eine komplette Läsion, ohne daß irgendwelche sakralen Segmente von der Verletzung verschont blieben, hat einen großen Einfluß auf die Funktion von Blase und Mastdarm. Der erste Hinweis auf eine solche komplette Lähmung ist ein Verlust sowohl der Beugefähigkeit des Großzehen als auch der perianalen Sensibilität und auch der selbständigen Sphinkterkontrolle; beides legt den Verdacht eines permanenten Verlustes der zentralen Kontrolle über Blase und Mastdarm nahe. Die Intaktheit des perianalen Sphinkterreflexes und die Intaktheit des Bulbokavernosus-Reflexes (durch Zusammendrücken der Glans kommt es zu einer Sphinkterkontraktion) (Abb. 4-7) spricht zweitens dafür, daß die Reflexinnervation sowohl der Blase als auch des Mastdarms intakt geblieben ist. Es kann also erwartet werden, daß sich eine Reflexblase entwickelt und daß auch der Mastdarm sich reflektorisch durch den Druck der Exkremente im Bulbus oder durch rektal appliziertes Glyzerin in Form von Suppositorien entleert.

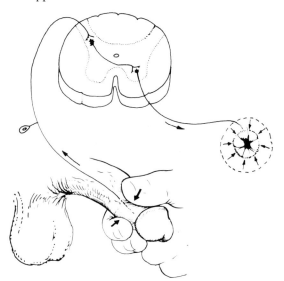

Abb. 4-7: Bulbokavernosus-Reflex

In seltenen Fällen fehlen allerdings all diese Reflexe, nachdem sich der spinale Schock gelegt hat, und es kommt schließlich zu einer völlig atonischen Blase sowie zur Verstopfung und schließlich zum Ileus.

Während dieser atonischen Phase kann sich die Blasenmuskulatur nicht reflektorisch zusammenziehen. Die Blase muß deshalb mittels Katheterisieren oder durch manuellen Druck auf das untere Abdomen entleert werden. Da außerdem der Stuhl eindickt, muß auch der Mastdarm manuell ausgeräumt werden. Ist diese atonische Phase schließlich vorüber, beginnt sich die Blase reflektorisch zusammenzuziehen, und man kann mit dem Patienten eine reflektorische Blasenentleerung eintrainieren.

Thorakale Bandscheibenvorfälle:

Die Brustwirbelsäule hat den Vorteil, daß sie fest mit den Rippen und dem Sternum verbunden ist und dadurch zusätzlich stabilisiert wird. Aufgrund dieser verminderten Beweglichkeit bestehen geringere Gefahren im Hinblick auf Bandscheibenvorfälle bzw. Frakturen mit nachfolgenden neurologischen Ausfällen. Deshalb sind thorakale Bandscheibenvorfälle im Vergleich zu zervikalen oder lumbalen Bandscheibenvorfällen recht selten.

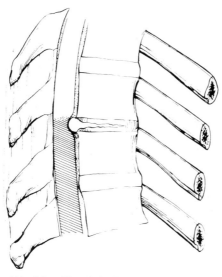

Abb. 4-8:   Thorakaler Bandscheibenvorfall.

Während im Zervikal- und Lumbalbereich durch solche Bandscheibenvorfälle vorwiegend Nervenwurzeln irritiert werden, wird im Thorakalbereich durch Bandscheibenvorfälle häufig das Rückenmark selbst lädiert. Da darüber hinaus das Rückenmark im engen thorakalen Rückenmarkskanal nur wenig Ausweichmöglichkeiten hat, lösen schon geringfügige Bandscheibenprotrusionen neurologische Komplikationen aus (Abb. 4-8). Auch ist eine klinische Diagnostik thorakaler Bandscheibenvorfälle ungleich schwieriger als die Diagnostik zervikaler bzw. lumbaler Bandscheibenschäden. Wir sind deshalb in diesem Bereich zur Absicherung der Diagnose eines Bandscheibenvorfalles außer auf die klinische Etagendiagnostik anhand von neurologischen Ausfallserscheinungen dringend auf das Myelogramm angewiesen. Gelegentlich kommt es bei solchen thorakalen Bandscheibenvorfällen auch zur Ausbildung einer Paraplegie.

Die **motorische Kraft** ist beeinträchtigt, aber nicht im Sinne segmental zuzuordnender Schädigungsmuster. Proximale und distale Muskelgruppen erscheinen gleich schwach, und die Kraft der Beine kann ein- oder beidseitig vermindert sein. Das Beevor'sche Zeichen erlaubt eine Aussage über eine lokalisierte Abschwächung der unteren Abdominalmuskulatur (siehe S. 46). Eine solche Muskelschwäche reicht oft von einer leichten Parese bis zur kompletten Paraplegie. Die meisten Patienten haben einen deutlich erhöhten Muskeltonus, so als wäre es zu einer Schädigung des ersten motorischen Neurons gekommen.

Sensibilität:

Durch eine entsprechende Untersuchung läßt sich die Höhe der sensiblen Schädigung genau festlegen. Gewöhnlich ist es so, daß diese sensible Schädigungshöhe ca. ein oder zwei Etagen höher liegt als der im Myelogramm festgestellte Füllungsdefekt.

Reflexe:

Sowohl der Patellar- als auch der Achillessehnenreflex erscheinen mehr oder weniger stark gesteigert. Der Bauchhaut- und auch der Cremasterreflex fehlen. Gewöhnlich finden sich darüber hinaus positive pathologische Reflexe, z.B. der Babinski- und auch der Oppenheim-Reflex (Abb. 4-2, 4-3).

Blasen- und Mastdarmfunktion:

Die meisten Patienten haben keinerlei Symptome von seiten der Blase oder des Mastdarmes. Nur gelegentlich kommt es zu Blasenentleerungsstörungen.

Aufgrund des oben Gesagten sollte klar sein, daß das Ausmaß der Veränderungen abhängig ist vom Schweregrad des Vorfalles. Schon kleinste Veränderungen vermögen also zur Diagnosestellung zu führen.

Beurteilung der Wirbelsäulenstabilität, um weitere neurologische Schädigungen zu vermeiden:

Nach einem stattgehabten Wirbelsäulentrauma ist es von ausschlaggebender Bedeutung, ob die Wirbelsäule, um das Rückenmark weiter schützen zu können, stabil oder instabil ist. Sollte es sich dabei herausstellen, daß die Wirbelsäule nicht mehr stabil ist, so muß sie sofort, um weiteren Schaden vom Rückenmark fernzuhalten und um eventuell eine Tetra- oder Paraplegie zu vermeiden, stabilisiert werden. Dies ist unbedingt notwendig, um das Rückenmark zu schützen.

Diagnose:

Die Diagnose einer Wirbelsäuleninstabilität basiert nicht nur auf der Anamnese des Unfallmechanismus, sondern auch auf der körperlichen Untersuchung und auf dem Ergebnis der Röntgenuntersuchungen. Von ausschlaggebender Bedeutung für die Stabilität der Wirbelsäule ist die Intaktheit des hinteren Bandapparates, der sich wie folgt zusammensetzt:

1. Lig. supraspinale
2. Lig. interspinale
3. Gelenkkapsel
4. Lig. flavum (Abb. 4-9).

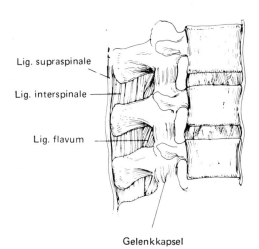

Abb. 4-9:   Hinterer Bandapparat.

Durch Untersuchungen, wie sie in der Tabelle 4-1 dargestellt worden sind, kann man Verletzungen dieses Bandapparates diagnostizieren.

Tab. 4-1: Kriterien zur Bestimmung der Wirbelsäulenstabilität

Anamnese des Verletzungsmechanismus	Klinische und neurologische Untersuchung	Röntgenuntersuchung spezifische Kriterien
Flexions-Rotation	Tastbarer Wirbelsäulendefekt	Auseinanderweichen der Spinalfortsätze
hochgradige Flexion	Veränderungen der Motorik, Sensibilität und des Reflexverhaltens	Dislokation und/oder Fraktur der Gelenkfortsätze
Ruptur des hinteren Bandapparates	Ruptur des hinteren Bandapparates	Ruptur des hinteren Bandapparates

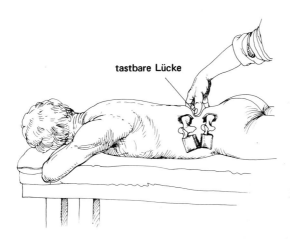

tastbare Lücke

Abb. 4-10: Bei einer tastbaren Lücke besteht der Verdacht auf eine Wirbelsäuleninstabilität.

Von ausschlaggebender Bedeutung ist jedoch die **Röntgenuntersuchung**, die möglicherweise ein Auseinanderweichen der Spinalfortsätze, eine Luxation der Gelenkfortsätze oder gar eine Fraktur aufdeckt.

Durch die **körperliche Untersuchung** läßt sich eine eventuelle Lückenbildung zwischen den Spinalfortsätzen feststellen (Abb. 4-10).

Durch die Erhebung der **Anamnese** läßt sich differenzieren, ob es sich bei dem Unfallmechanismus um ein Flexions-Rotations- oder aber um ein hochgradiges Flexionstrauma gehandelt hat. Ein rein longitudinaler, d.h. ein reiner Längszug führt selten zu Rupturen der Fasern des hinteren Bandapparates. Ein Längszug in Kombination mit gleichzeitiger Rotation jedoch verursacht meistens Rupturen des hinteren Bandapparates und führt somit zu einer Wirbelsäuleninstabilität. Der ligamentäre Heilungsprozeß kann jedoch die vormals bestehende Stabilität der Wirbelsäule nicht wieder herstellen; demzufolge wird in solchen Fällen meist eine spinale Fusion notwendig. In Fällen von Luxationsfrakturen hingegen, die nicht zu einer Zerreißung des hinteren Bandapparates geführt haben, ist es oft so, daß schon die Knochenbruchheilung allein wieder eine genügende Stabilität der Wirbelsäule herstellt.

Flexionstraumen:

Bleibt während eines Flexionstraumas der hintere Bandapparat intakt, so wird die einwirkende Kraft direkt auf den Wirbelkörper übertragen und führt häufig zu keilförmigen Kompressionsfrakturen. Dabei bleiben die Wirbelkörpergrund- und -deckplatten erhalten und die Spinalfortsätze weichen nur minimal auseinander. Solche Kompressionsfrakturen beobachtet man besonders häufig im Zervikal- und Lumbalbereich. Sie werden als sog. stabile Frakturen angesehen, da die Knochenfragmente nicht dislozieren, und auch der hintere Bandapparat einschließlich des vorderen und hinteren Längsbandes intakt bleibt (Abb. 4-11).

Hochgradige Flexionstraumen hingegen führen zu einer Zerreißung des hinteren Bandapparates und damit zu einer Dislokation der hinteren Gelenkfacetten. Die Spinalfortsätze weichen auseinander, und die Wirbelkörper selbst brechen deshalb nicht, da sie dem einwirkenden Druck ausweichen können. Zu einer solchen Verletzung kommt es vorwiegend im Zervikal-, nicht jedoch im Lumbalbereich und fast nie im Bereich der Brustwirbelsäule, da diese zusätzlich durch ansetzende Rippen und das Brustbein stabilisiert wird. Derartige Luxationen führen natürlich zu einer Instabilität (Abb. 4-12, Tab. 4-2).

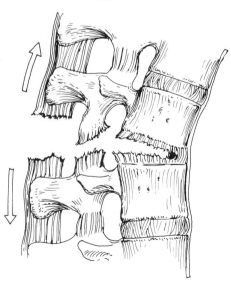

Flexions-Verletzung

instabil

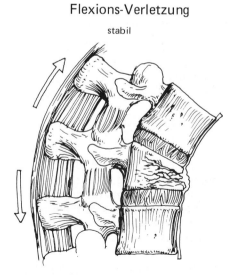

Flexions-Verletzung

stabil

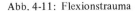

Abb. 4-11: Flexionstrauma

Abb. 4-12: Instabile Flexionsverletzung.

Tab. 4-2: Kriterien zur Beurteilung der Stabilität der Halswirbelsäule:

Anamnese des Verletzungs- mechanismus	Stabilität	Intaktheit des hinte- ren Band- apparates	klinische Untersuchung		
			neurologische Veränderungen	tastbarer Defekt	röntgenologische Veränderungen
Flexion	stabil	intakt	gelegentliche Veränderungen	tastbar	frakturierter oder dislozier- ter Wirbelkörper
hochgradige Flexion	instabil	nicht intakt	gelegentliche Veränderungen		
Extension	stabil	intakt	gelegentliche Veränderungen	kein Defekt	keine Veränderungen
Flexion- Rotation	unilateral: stabil, bilateral: instabil	nicht intakt	neurologische Veränderungen	tastbar	Verhakung der Gelenkfortsätze

Flexions-Rotations-Verletzung
instabil

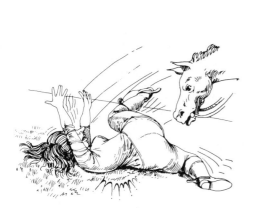

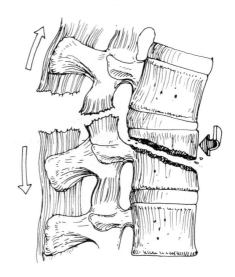

Abb. 4-13: Flexions-Rotations-Verletzung, die zu Frakturen und Dislokationen der Wirbelsäule führt.

Abb. 4-14: Anatomie einer Flexions-Rotations- Verletzung mit Instabilität.

Flexions-Rotations-Traumen:

Flexions-Rotations-Traumen führen häufig zu Frakturen und Luxationen der Wirbelsäule (Abb. 4-13). Der hintere Bandapparat zerreißt, und die gleichzeitige Rotation führt zur Luxation der Wirbelgelenke oder zum Bruch der Gelenkfortsätze. Darüber hinaus kann es am daruntergelegenen Wirbelkörper zusätzlich zu einer Rißfraktur kommen. Außerdem werden die Spinalfortsätze auseinander gezerrt und nach lateral hin verschoben (Abb. 4-14). Dieser Verletzungstyp geht fast immer mit einer Paraplegie einher. Ist es im Bereich des thorako-lumbalen Überganges, der schon primär instabil ist, zu einer solchen Verletzung mit partieller Läsion des Rückenmarkes gekommen, muß dieser Bereich umgehend stabilisiert werden, damit es nicht durch eine weitere Dislokation zu einer kompletten Schädigung des Markes kommt (Abb. 4-10, 4-15, Tab. 4-3).

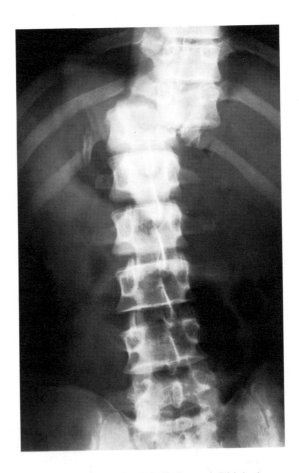

Abb. 4-15: Thorako-lumbale Fraktur mit Dislokation.

Tab. 4-3: Kriterien zur Bestimmung der Stabilität der thorako-lumbalen und lumbalen Wirbelsäule

Anamnese des Verletzungsmechanismus	Stabilität	Intaktheit des hinteren Bandapparates	klinische Untersuchung		röntgenologische Veränderungen
			neurologische Veränderungen	tastbarer Defekt	
Flexion	stabil	intakt	keine	kein Defekt	Keilwirbel, minimales Auseinanderweichen der Spinalfortsätze
hochgradige Flexion	instabil	nicht intakt	neurologische Veränderungen	tastbar	Reine Wirbelkörperdislokation, Auseinanderweichen der Spinalfortsätze
Flexions-Rotation*	instabil (instabilste aller Wirbelsäulenverletzungen)	nicht intakt	neurologische	tastbar	Auseinanderweichen der Spinalfortsätze, Dislokation und Fraktur, teilweise Keilwirbelbildung des unteren Wirbelkörpers
Kompression	stabil	intakt	selten neurologische Veränderungen	kein Defekt	Wirbelkörperfraktur, kein Auseinanderweichen der Spinalfortsätze, der Wirbelkörper ist zerstört, mögliche Dislokation von Fragmenten
Extension	stabil	intakt, seltene Verletzung (am häufigsten im Bereich der Halswirbelsäule)	neurologische Veränderungen	kein Defekt	keine Veränderungen

* Diese Verletzung geht meistens mit einer Paraplegie einher

Hyperextensionstraumen:

Durch Hyperextensionstraumen werden insbesondere im Bereich der Halswirbelsäule das vordere Längsband und der Anulus fibrosus zerrissen, und es kommt außerdem zur dorsalen Subluxation. Diese Verletzungen können durch Beugestellung des Nackens stabilisiert werden. Häufig zeigen in dieser Position angefertigte Röntgenaufnahmen keinen positiven Befund.

Kompressionstraumen:

Nach Kompressionstraumen kommt es weder zu einer Zerreißung des hinteren Bandapparates noch des hinteren oder vorderen Längsbandes; auch die Spinalfortsätze weichen nicht auseinander. Die Wirbelsäule bleibt also stabil. Ein nach hinten disloziertes Fragment vermag jedoch zu Druckerscheinungen auf das Halsmark mit nachfolgender Tetraplegie bzw. mit nachfolgender Paraplegie bei Verletzungen der Lendenwirbelsäule zu führen.

5. Meningomyelozele

Bestimmung der Etage:

Die Bestimmung der Höhe der neurologischen Schädigung bei einer Meningomyelozele ist von ausschlaggebender Bedeutung, da sie Rückschlüsse auf die Beurteilung der nachfolgenden fünf wichtigsten funktionellen Kriterien zuläßt.

1. Bestimmung des Muskelungleichgewichtes im Bereich der Hauptgelenke der unteren Extremität.
2. Einschätzung der Art und Weise zu erwartender Kontrakturen.
3. Unterstützung der noch verbliebenen Funktion sowie Versorgung mit Schienen oder Operationen.
4. Abschätzung der Blasen- und Mastdarmfunktion.
5. Analyse des Langzeitverlaufes.

Obwohl der mit einer Meningomyelozele verbundene Defekt meist einen totalen Innervationsverlust unterhalb des Defektes nach sich zieht, muß dies doch nicht immer der Fall sein. In vielen Fällen bleibt noch eine partielle Innervation in Höhe verschiedener Etagen unterhalb der Schädigungsstelle erhalten, und es besteht auch oberhalb der hauptsächlich befallenen Etage eine nur teilweise Denervation. Es ist deshalb nicht nur erforderlich, die Höhe, sondern auch den Umfang der primären Schädigung zu erfassen. Die primäre Schädigungshöhe kann anhand der entsprechenden sensiblen und motorischen Ausfallserscheinungen, des Reflexverhaltens sowie der Blasen- und Mastdarmfunktion diagnostiziert werden.

Es ist viel leichter, ein neugeborenes als ein schon älteres Kind zu untersuchen. Bei einem neugeborenen Kind kann man durch Zwicken der Haut Schmerzreize setzen und die Muskulatur durch Palpation zur Kontraktion bringen, d.h. ein Muskel wird entweder, falls er funktionstüchtig ist, reagieren oder, falls er keine Funktion mehr hat, inaktiv bleiben. Obwohl eine genaue Einschätzung des Ausmaßes der noch erhaltenen Muskelfunktion beim Säugling nicht möglich ist, sind wir doch in der Lage, durch Palpation und Beobachtung festzustellen, ob ein Minimum an Muskelfunktion noch erhalten ist. Auch elektromyographische Untersuchungen und Muskelstimulationen erlauben Rückschlüsse auf die noch verbliebene Funktionstüchtigkeit der Muskulatur eines solchen Neugeborenen. Bei älteren Kindern hingegen stößt eine Untersuchung entweder auf mangelnde Kooperation und meist sogar auf heftigen Widerstand, der oft eine genaue Erhebung unmöglich erscheinen läßt. Darüber hinaus ist es notwendig, sobald wie möglich Aufschluß über das Ausmaß der noch vorhandenen Muskelfunktion zu erhalten, damit der Augenblick beginnender Kooperation nicht verpaßt wird und damit es dadurch nicht zu einem Verlust noch vorhandener Muskelfunktion oder gar zu einer Zunahme der Veränderungen im Bereich des Rückenmarks, welches einen weiteren Funktionsverlust bedeuten würde, kommt. Wegen dieser Progredienz wird oftmals eine weitere Abklärung und häufig auch eine chirurgische Intervention notwendig.

Kontrakturen aufgrund einer Meningomyelozele entstehen gewöhnlich durch das muskuläre Ungleichgewicht. Wenn alle Muskeln im Bereich eines Gelenkes entweder gar nicht funktionieren oder in ihrer Gesamtheit funktionstüchtig sind, kommt es selten zu solchen Deformitäten. Deformitäten entstehen gewöhnlich nur dann, wenn ein Muskel ohne Antagonist oder aber gegen einen geschwächten Antagonisten arbeitet. Auch nur geringfügige Muskelungleichgewichte vermögen über längere Zeit zu solchen Kontrakturen zu führen. Auch ein Muskelungleichgewicht, das durch das zunehmende Befallenwerden zusätzlicher neurologischer Etagen zustandekommt, kann zu solchen Kontrak-

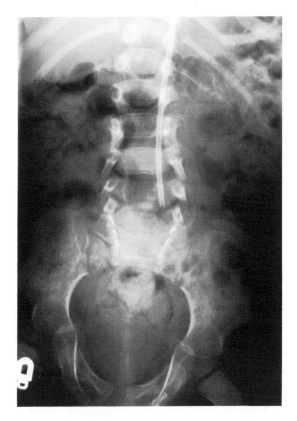

Abb. 5-1:   Meningomyelozele.

turen führen. Insuffiziente Schienen- oder Hülsenapparate sowie falsche Lagerungen ziehen ferner Kontrakturen nach sich. In den meisten Fällen treten Hüftbeuge-, Abduktions- und Außenrotationskontrakturen sowie Kniebeugedeformitäten und in einigen Fällen sogar Klumpfußstellungen auf.

Hat sich einmal eine solche Kontraktur entwickelt, neigt sie, obwohl das muskuläre Ungleichgewicht sich zurückzubilden vermag, stets zum Rezidiv. So wird sich z.B. beim Befall von Nervenwurzeln, die oberhalb der primären Läsion liegen, eine bereits bestehende Deformation auch dann nicht zurückbilden, wenn der primär ohne Antagonist arbeitende Muskel aufhört zu funktionieren.

Um die genaue Höhe des primären Befalls festzulegen, ist eine genaue Untersuchung der Motorik im Bereich der Gelenke der unteren Extremitäten notwendig. Die Ergebnisse dieser Untersuchung zusammen mit anderen Informationen sollten einen Rückschluß auf die befallene Etage ermöglichen (Tab. 5-1).

Das folgende Untersuchungsschema für Meningomyelozelen erlaubt die Festlegung sämtlicher Etagen von L 1 bis S 3 mit den entsprechenden funktionellen Ausfällen sowie mit den möglicherweise zu erwartenden Deformitäten.

Tab. 5-1: Motorische Etagendiagnostik

Gelenk	Bewegungsrichtung	Etage
Hüfte	Flexion	Th 12, L 1, L 2, L 3
	Extension	S 1
	Adduktion	L 2, L 3, L 4
	Abduktion	L 5
Knie	Extension	L 2, L 3, L 4
	Flexion	L 5, S 1
Knöchel	Dorsalflexion	L 4, L 5
	Plantarflexion	S 1, S 2
	Inversion	L 4
	Eversion	S 1

Neurologische Etage L 1/L 2 (L 1 ist intakt, L 2 nicht intakt):

Motorik:

Hüftgelenk: Flexion: fehlt
          Extension: fehlt
          Adduktion: fehlt
          Abduktion: fehlt

Es besteht also keinerlei Funktion bis auf eine partielle Hüftbeugung aufgrund eines nur teilweise von Th 12, L 1, 2 und 3 her innervierten Iliopsoas.

Kniegelenk: Extension: fehlt
          Flexion: fehlt

Keinerlei Funktion und demzufolge keinerlei Deformitäten.

Fuß: Dorsalflexion: fehlt
          Plantarflexion: fehlt
          Inversion: fehlt
          Eversion: fehlt

Keinerlei Funktion; falls es doch zu irgendwelchen Deformitäten kommt, so mag dies das Resultat einer intrauterinen Zwangshaltung oder eines vormals bestehenden Muskelungleichgewichtes oder auch einer falschen Lagerung sein, die zu einer Hüft- und Kniebeugekontraktur und zu einer Klumpfußdeformität geführt hat. Insbesondere der Fuß neigt in Ruhestellung zu einer leichten Klumphaltung, die leicht zur Kontraktur werden kann.

Sensibilitätsprüfung:

Unterhalb des Dermatoms L 1, d.h. unterhalb des proximalen Oberschenkeldrittels besteht keinerlei Berührungs- oder Schmerzempfindlichkeit.

Reflexprüfung:

Keiner der tiefen Reflexe im Bereich der unteren Extremität ist auslösbar. Teilweise unterhalb der primären Läsion erhaltene Reflexbögen mögen ein Minimum an Reflexaktivität unterhalten.

Blasen- und Mastdarmfunktion:

Die Blase (S 2, S 3, S 4) funktioniert nicht, d.h. der Patient ist inkontinent, der Anus ist schlaff und der Analreflex (S 3, S 4) fehlt. Es sei jedoch darauf hingewiesen, daß es in jeder Etage eine Nichtbeteiligung einer Sakralwurzel geben kann. Häufig findet man auch Läsionen, die eine Beteiligung der von den Sakralwurzeln innervierten Beinmuskeln zeigen und außerdem eine ausreichende Innervation des Sphinkter erkennen lassen.

Neurologische Etage L 2/L 3 (L 2 intakt, L 3 nicht intakt):

Motorik:

Hüftgelenk: Flexion: teilweise möglich
              Extension: fehlt
              Adduktion: teilweise möglich
              Abduktion: fehlt.

Da der Iliopsoas komplett innerviert ist, kommt es zu einer recht beachtlichen Hüftbeugung. Der Gluteus maximus (S 1, 2) als Antagonist fehlt jedoch und deshalb kommt es häufig zu hochgradigen Beugekontrakturen. Da die Adduktoren (L 2, L 3, L 4) ebenfalls ohne Antagonisten, d.h. ohne den Gluteus medius (L 5, S 1) als hauptsächlichen Hüftabduktor, sind, kommt es darüber hinaus zu leichten Adduktionskontrakturen.

Kniegelenk: Extension: teilweise möglich
              Flexion: fehlt.

Im Bereich des Kniegelenkes kommt es trotz der minimalen Funktion der Kniegelenksstrecker, d.h. des Quadrizeps (L 2, 3 und 4), nicht zu nennenswerten Deformitäten.

Fuß: Keine Funktion; keine Deformitäten, ausgenommen wie bei L 1/L 2

Sensibilitätsprüfung:

Unterhalb des Dermatoms L 2, d.h. unterhalb des mittleren Oberschenkeldrittels, findet sich keinerlei Berührungs- oder Schmerzempfindlichkeit.

Reflexprüfung:

Keiner der Reflexe im Bereich der unteren Extremitäten ist auslösbar.

Blasen- und Mastdarmfunktion:

Blase und Mastdarm funktionieren nicht. Der Patient ist nicht in der Lage, im Strahl zu urinieren; er hat eine Überlaufblase. Zu einem Harnstrahl kommt es, sobald das Kind schreit, da es über die dadurch entstehende Bauchpresse zu einer Erhöhung des intraabdominalen Druckes mit nachfolgender Blasenentleerung kommt.

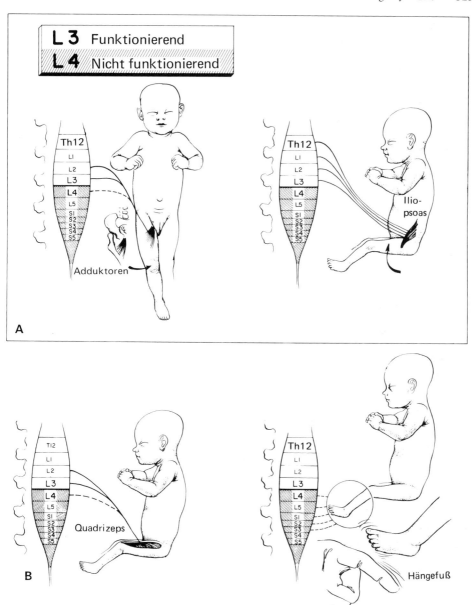

Abb. 5-2: A. + B. Neurologische Etage L 3/L 4: Motorik.

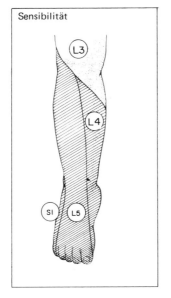

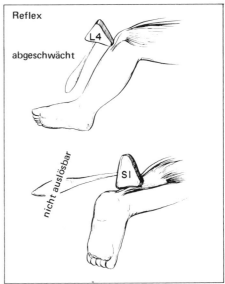

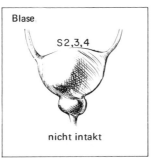

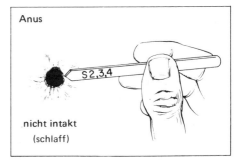

Abb. 5-3:   Neurologische Etage L 3/L 4: Sensibilität, Reflexverhalten, Blasen- und
Mastdarmfunktion.

Neurologische Etage L 3/L 4 (L 3 intakt, L 4 nicht intakt):

Motorik: (Abb. 5-2)

Hüftgelenk: Flexion: vorhanden
Extension: fehlt
Adduktion: vorhanden
Abduktion: fehlt

Das Hüftgelenk zeigt eine Flexions-, Adduktions- und Außenrotationskontraktur.

Kniegelenk: Extension: vorhanden
Flexion: fehlt

Das Kniegelenk befindet sich, da der Quadrizeps keinen Antagonisten hat, in einer Streckkontraktur.

Fuß: Dorsalflexion: fehlt
              Plantarflexion: fehlt
              Inversion: fehlt
              Eversion: fehlt

Keinerlei Muskelaktivität im Bereich des Fußes.

Sensibilitätsprüfung (Abb. 5-3):

Bis zum Kniegelenk ist die Sensibilität normal. Unterhalb des Kniegelenkes findet sich keinerlei Sensibilität.

Reflexprüfung:

Der Patellarsehnenreflex kann abgeschwächt auslösbar sein, da er insgesamt von L 2, 3 und 4, hauptsächlich jedoch von L 4 her unterhalten wird.

Blase und Mastdarm funktionieren nicht.

Neurologische Etage L 4/L 5 (L 4 intakt, L 5 nicht intakt):

Motorik (Abb. 5-4):

Hüftgelenk: Flexion: vorhanden
                Extension: fehlt
                Adduktion: vorhanden
                Abduktion: fehlt

Das Hüftgelenk steht sowohl in einer Flexions- als auch in einer Adduktionskontraktur, da sowohl der Iliopsoas als auch die Adduktoren ohne Antagonisten sind. Diese Adduktionskontraktur kann mit der Zeit zu einer Hüftgelenksluxation führen. Um das Gehen zu lernen, sind Apparate mit Beckengürtel notwendig, da das Becken ohne die notwendige Extension und Abduktion nicht stabilisiert werden kann. Eine chirurgische Intervention ist indiziert.

Kniegelenk: Extension: vorhanden
                Flexion: fehlt

Da der Quadrizeps keinen Antagonisten hat, kommt es im Bereich des Kniegelenkes zu einer Streckdeformität. Die hauptsächlichsten Kniegelenksbeuger, d.h. der mediale und laterale Beuger (L 5 und S 1), sind denerviert. Da das voll durchgestreckte Kniegelenk in dieser Position relativ stabil ist, wird eine Schienenversorgung meist nicht notwendig. Da das Hüftgelenk jedoch geschient werden muß — es sei denn, man entschließt sich zu einer Operation —, sollte man allerdings auch das Kniegelenk mit versorgen.

Fuß: Dorsalflexion: teilweise erhalten
              Plantarflexion: fehlt
              Inversion: teilweise erhalten
              Eversion: fehlt

Der einzige noch funktionierende Muskel im Bereich des Fußes ist der von L 4 innervierte Tibialis anterior, da sämtliche Innervationen von L 5, S 1, S 2 und S 3 her fehlen. Der Ansatz des Tibialis posterior am medialen Fußrand in Höhe des Gelenkes zwischen 1. Metatarsale und Os cuneiforme I bewirkt eine Dorsalflexion und Inversion des Fußes. In dieser Position ist der Fuß nicht ausbalanciert und deshalb instabil. Man muß daher

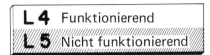

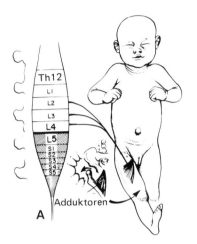

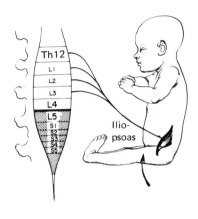

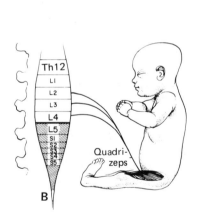

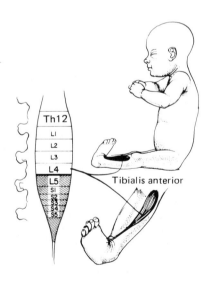

Abb. 5-4:   A. + B.   Neurologische Etage L 4/L 5: Motorik.

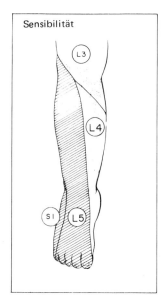

Sensibilität

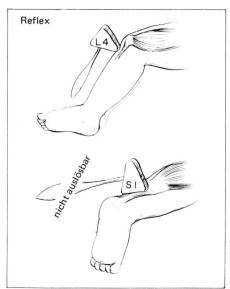

Reflex

L4

S I

nicht auslösbar

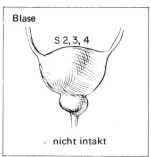

Blase

S 2, 3, 4

nicht intakt

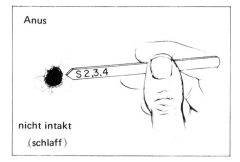

Anus

S 2, 3, 4

nicht intakt
(schlaff)

Abb. 5-5: Neurologische Etage / 4/L 5: Sensibilität, Reflexverhalten, Blasen- und
Mastdarmfunktion.

manchmal den Ansatz des Tibialis posterior operativ verlagern. Da der Fuß darüber hinaus nicht plantigrad belastet wird und ohne Innervation ist, kommt es oft zu Haut-
verletzungen. Deshalb empfiehlt sich eine entsprechende Schiene, obwohl sowohl die
Anpassung von Schuhen als auch die Anpassung von Schienen zur Korrektur auf erhebliche Schwierigkeiten stoßen.

Sensibilitätsprüfung (Abb. 5-5):

Die Sensibilität erstreckt sich über den medialen Rand der Tibia und des Fußes. Sowohl
der laterale Unterschenkelanteil (L 5) als auch der mittlere und laterale Anteil des Fuß-
rückens sind anästhetisch. Um dies zu prüfen, empfiehlt sich eine Nadel; falls Gefühl
vorhanden ist, wird das Kind entweder schreien oder aber die Extremität bewegen. Eine
dreifache Komplexbewegung auf einen solchen Reiz – in Form einer Hüft- und Kniebeugung sowie einer Dorsalflexion des Fußes – sollte jedoch nicht mit einer Willkür-
motorik verwechselt werden, da es auch bei kompletten Lähmungen zu solchen reflek-
torischen Reaktionen kommt.

Reflexprüfung:

Der Patellarsehnenreflex, der vorwiegend von L 4 her innerviert wird, funktioniert, während der Achillessehnenreflex (S 1) nicht auslösbar ist. Sollte sich eine Überaktivität des Achillessehnenreflexes herausstellen, so geschieht dies sicher aufgrund noch intakter Nervenwurzeln unterhalb der primären Schädigungsstelle, ohne daß eine Verbindung zum übrigen Mark besteht. Somit ist zwar der Reflexbogen des Achillessehnenreflexes intakt, er wird jedoch nicht durch kontrollierende oder regulierende Faktoren von seiten des Gehirns beeinflußt.

Weder die Blasen- noch die Mastdarmfunktion sind intakt.

Neurologische Etage L 5/S 1 (L 5 intakt, S 1 nicht intakt):

Motorik (Abb. 5-6):

Hüftgelenk: Flexion: vorhanden
Extension: fehlt
Adduktion: vorhanden
Abduktion: vorhanden

Da der Glutaeus maximus nicht funktionstüchtig ist, kommt es zu einer Beugefehlstellung im Bereich des Hüftgelenkes. Es besteht zwar grundsätzlich eine Balance zwischen Adduktoren und Abduktoren; da jedoch der Glutaeus medius von S 1 versorgt wird und damit geschwächt ist, besteht ein leichtes Übergewicht der Adduktoren mit nachfolgender Adduktionsfehlstellung. Weil aber insgesamt ein partielles Gleichgewicht vorliegt, kommt es nicht zu einer Hüftgelenksluxation. Falls jedoch der Glutaeus medius schwächer wird, kann später noch eine Hüftgelenksluxation entstehen. Um die Kinder zum Gehen zu bringen, ist eine Schienung bzw. sind chirurgische Maßnahmen notwendig, um zu erwartenden Hüftbeugekontrakturen vorzubeugen bzw. eine bereits bestehende zu beseitigen.

Kniegelenk: Extension: vorhanden
Flexion: teilweise vorhanden

Das Kniegelenk ist relativ gut ausbalanciert, es kommt deshalb nicht zu Fehlstellungen. Die Extensoren funktionieren und auch die Beugung der medialen Beugergruppe (L 5) ist ausreichend, der laterale Beugermuskel (S 1) fehlt. Deshalb kommt es nur zu einer leichten Abschwächung der Beugung. Eine Schienenversorgung erscheint nicht notwendig.

Fuß: Dorsalflexion: vorhanden
Plantarflexion: fehlt
Inversion: vorhanden
Eversion: fehlt

Die Dorsalflektoren sind funktionstüchtig. Deshalb wird sich ein Pes calcaneus entwickeln.

Sensibilitätsprüfung (Abb. 5-7):

Die Sensibilität fehlt auf der Lateralseite sowie im Bereich der Fußsohle, ist ansonsten jedoch normal.

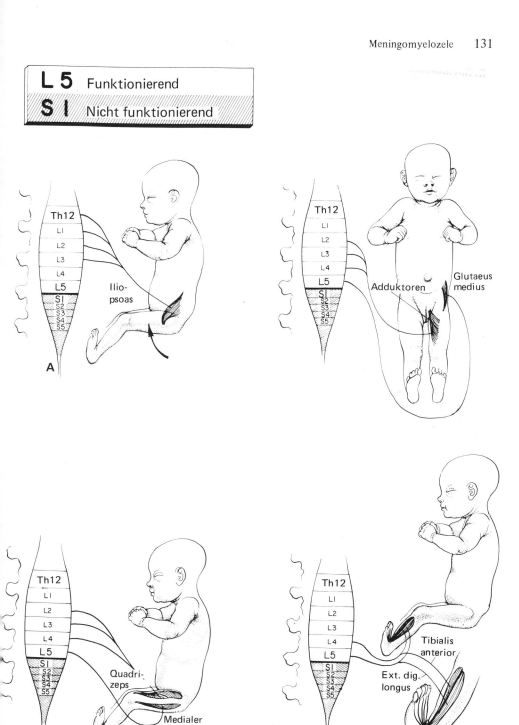

L 5 Funktionierend

S l Nicht funktionierend

Th12
Ll
L2
L3
L4
L5
Sl
S2
S3
S4
S5

Ilio-psoas

A

Th12
Ll
L2
L3
L4
L5
Sl
S2
S3
S4
S5

Adduktoren   Glutaeus medius

Th12
Ll
L2
L3
L4
L5
Sl
S2
S3
S4
S5

Quadri-zeps   Medialer Kniebeuger

B

Th12
Ll
L2
L3
L4
L5
Sl
S2
S3
S4
S5

Tibialis anterior   Ext. dig. longus

Abb. 5-6:   A. + B.   Neurologische Etage L 5/S 1: Motorik.

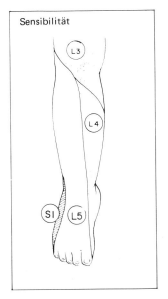

Sensibilität

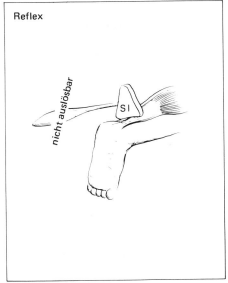

Reflex

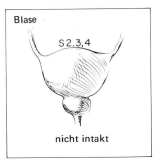

Blase

nicht intakt

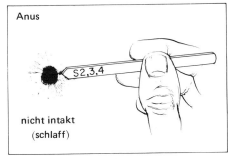

Anus

nicht intakt
(schlaff)

Abb. 5-7:   Neurologische Etage L 5/S 1: Sensibilität, Reflexverhalten, Blasen- und Mastdarmfunktion.

Reflexprüfung:

Der Achillessehnenreflex fehlt.

Blasen- und Mastdarmfunktion:

Blase und Mastdarm funktionieren nicht.

Neurologische Etage S 1/S 2 (S 1 intakt, S 2 nicht intakt):

Motorik (Abb. 5-8):

Hüftgelenk: Flexion: vorhanden
             Extension: teilweise vorhanden
             Adduktion: vorhanden
             Abduktion: vorhanden

| S 1 | Funktionierend |
| S 2 | Nicht funktionierend |

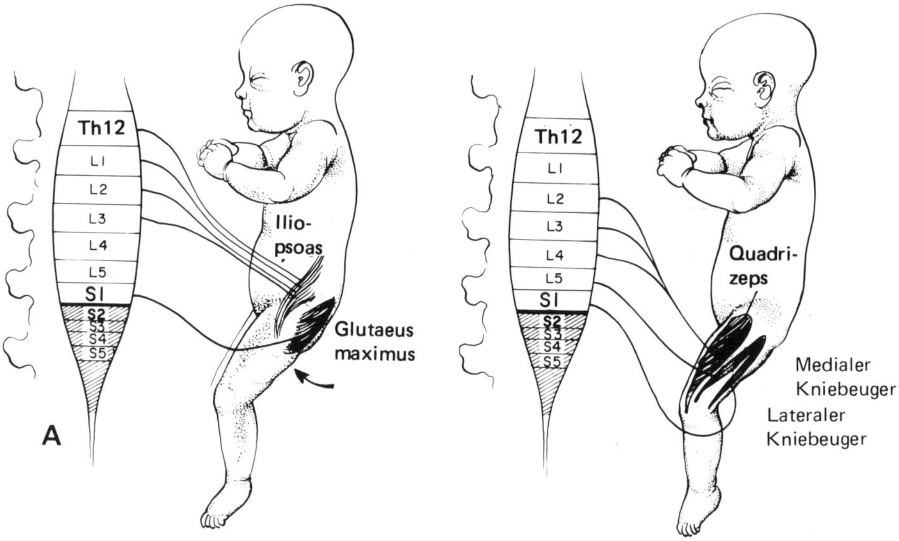

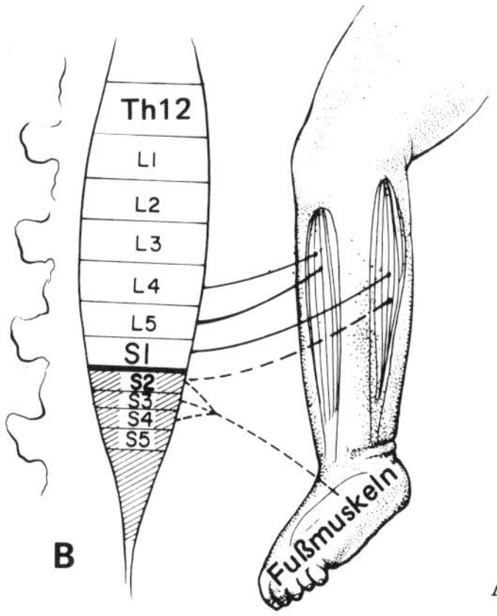

Abb. 5-8:   A. + B.   Neurologische Etage S1/S 2: Motorik.

Das Hüftgelenk ist bis auf eine leichte Abschwächung des Glutaeus maximus normal.

Kniegelenk: Extension: vorhanden
            Flexion: vorhanden

Das Kniegelenk ist normal und gut ausbalanciert.

Fuß: Dorsalflexion: vorhanden
            Plantarflexion: teilweise vorhanden
            Inversion: vorhanden
            Eversion: vorhanden

Sensibilität	Reflex

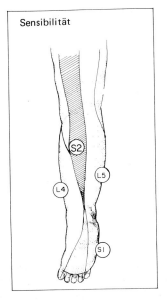
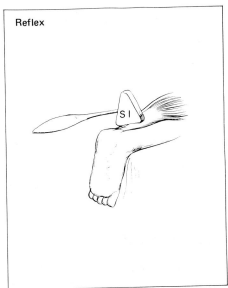

Blase	Anus

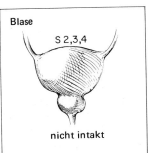
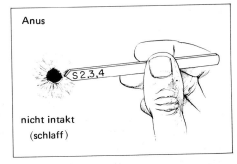

Abb. 5-9: Neurologische Etage S 1/S 2: Sensibilität, Reflexverhalten, Blasen- und Mastdarmfunktion.

Da die kleinen Fußmuskeln funktionsuntüchtig sind, kommt es zu Krallenzehen. Außerdem liegt eine Schwäche der Plantarbeuger vor. Es besteht somit auf Grund des Muskelungleichgewichtes die Neigung zur Ausbildung eines Pes calcaneo-valgus. Außerdem kommt es häufig zu einer Dislokation im Sinne eines Talus verticalis, also zu einem extremen Knickplattfuß.

Sensibilitätsprüfung (Abb. 5-9):

Die Sensibilität ist bis auf einen Streifen an der Hinterseite des Ober- und Unterschenkels sowie im Bereich der Fußsohle (S 4) normal.

Reflexprüfung:

Der Achillessehnenreflex ist abgeschwächt, er funktioniert jedoch, da er zwar vorwiegend von S 1, darüber hinaus aber auch durch S 2 mitinnerviert wird.

Sowohl die Blase als auch der Mastdarm sind funktionsuntüchtig.

Neurologische Etage S 2/S 3 (S 2 intakt, S 3 nicht intakt):

Motorik:

Hüftgelenk: normal
Kniegelenk: normal

Fuß: Es entstehen im Laufe der Zeit Krallenzehen und es wird sich ein Pes cavovarus ausbilden.

Sensibilitätsprüfung: normal

Reflexprüfung: normal

Blasen- und Mastdarmfunktion: Oft zeigt sich eine geringfügige Blasenaktivität und auch ein geringfügiger Analreflex ist nachweisbar.

Meilensteine der Entwicklung:

Sitzen, Stehen und Gehen sind drei wichtige Parameter für die Prognose der weiteren motorischen Entwicklung des Kindes. Die meisten Kinder mit einer Meningomyelozele erreichen diese Ziele jedoch recht spät, wobei das Ausmaß der Verspätung und der Umfang der Schwierigkeiten wertvolle Aufschlüsse über den Verlauf der zukünftigen Rehabilitation geben.

Sitzen:

Normalerweise lernt ein Kind um den 6. Lebensmonat das Sitzen und ist zwischen dem 7. und 8. Monat fähig, sich selbst hinzusetzen. Ein Kind mit einer Läsion in Höhe von L 3 z.B. wird jedoch erst mit 10 Monaten sitzen können, da insbesondere im Bereich der Hüftgelenke eine ausgeprägte Muskelschwäche besteht. Ein Kind mit einer hohen thorakalen Läsion hingegen wird wegen der damit verbundenen Instabilität, die es überwinden muß, mit einer Hand lediglich zu einer somit dreifach abgestützten Position kommen. In solchen Fällen hilft oft eine spinale Fusion, um die Wirbelsäule entsprechend zu stabilisieren und somit beide Hände für Aktivitäten des täglichen Lebens frei zu bekommen.

Stehen:

Um den 9. bis 10. Lebensmonat ist ein Kind gewöhnlich in der Lage, sich selbst hinzustellen. Natürlich sind Kinder mit einer thorakalen Meningomyelozele dazu, ganz gleich in welcher Höhe die Läsion sein mag, nicht in der Lage. Diese Kinder benötigen zur Stabilisierung einen entsprechenden Apparat, werden jedoch trotz einer solchen Versorgung immer noch genug Schwierigkeiten haben.

Gehen:

Das Gehen beginnt normalerweise im Durchschnitt zwischen dem 12. und 15. Lebensmonat. Obwohl alle Kinder mit einer Meningomyelozele große Probleme beim Gehenlernen haben, ist dies in einzelnen Fällen — abhängig vom Intelligenzgrad — sogar bei Schädigungen des lumbosakralen Übergangs mit entsprechenden Gehhilfen durchaus lernbar. Normalerweise versorgt man Kinder großzügiger zumindest bis zur Pubertät mit Schienen als man dies bei Erwachsenen tun würde. Nach dem 15. Lebensjahr jedoch sind nur noch wenige derjenigen Patienten mit einer Läsion oberhalb von S 1 gehfähig, da ein hohes Maß an Energie notwendig ist, um allein mit den Armen das Gewicht zu tragen; ein Gehen mit Schienen und Gehstützen erfordert fast genauso viel Energie wie ein Sprint.

Unilaterale Läsionen:

Häufig gibt es auch ein zweigeteiltes Rückenmark mit weit auseinanderliegenden funktionellen Etagen. In diesen Fällen besteht immer die ernsthafte Gefahr von Verwachsungen mit knöchernen und knorpligen Strukturen der Wirbelsäule, insbesondere in der Wachstumsphase. Auf diese Art und Weise kommt es dann zur Entstehung einer sogenannten Diastomatomyelie (Abb. 5-10); bei einem solchen einseitigen Funktionsverlust ist eine sofortige Myelographie indiziert. Eine Skoliose mit lateraler Abweichung der Wirbelsäule stellt für diese Patientengruppe immer ein drohendes Problem dar.

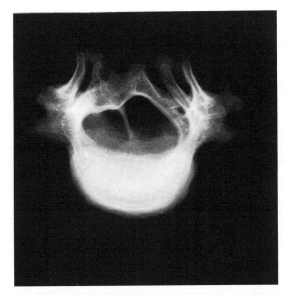

Abb. 5-10: Diastomatomyeliae (Hoppenfeld, S.: J. Bone Joint Surg., 493: 276, 1967).

Hydrozephalus:

Bei ca. 50 bis 70% aller Kinder mit einer Meningomyelozele entwickelt sich im Laufe der Zeit ein Hydrozephalus, d.h. es kommt zu einer zunehmenden Erweiterung der Ventrikel und demzufolge zu einer Vergrößerung des Kopfes und zu einem abnormen Vorspringen der Stirn. Gewöhnlich entwickelt sich ein solcher Hydrozephalus auf dem Boden einer sogenannten Arnold-Chiari-Fehlbildung. Behandelt man diese Deformität nicht, so wird eine Spastizität entstehen, die die bereits geschwächte Muskelfunktion weiter beeinträchtigt. Behandelt man den Hydrozephalus rechtzeitig, so kann sowohl die Ventrikelgröße als auch die Kopfgröße in nahezu normalen Grenzen gehalten werden. Die Therapie der Wahl besteht in der Schaffung eines Shunt zur Druckableitung aus den Ventrikeln des Gehirns in Unterdruckbereiche, z.B. in die Peritonealhöhle oder aber ins Herz.

Untersuchung der oberen Extremitäten:

Oftmals wird eine komplette neurologische Statuserhebung auch der oberen Extremitäten notwendig, da zwar eine Meningomyelozele meist nur den lumbosakralen Übergangsbereich betrifft, teilweise jedoch auch höhere Läsionen mit Funktionsbeeinträchtigungen der oberen Extremität vorkommen. So kann es z.B. in Verbindung mit einer solch lumbalen bzw. sakralen Meningomyelozele zur Ausbildung einer Hydromyelie, d.h. zur Erweiterung des zentralen Kanales im Rückenmark, oder aber zu einer Syringomyelie, d.h. zur Ausbildung von flüssigkeitsgefüllten Hohlräumen im Mark, kommen. Beide Erkrankungen neigen zur Progredienz und verlangen deshalb sorgfältige Prüfungen der Sensibilität und Motorik auch im Bereich der oberen Extremitäten, um Vorsorge für zu erwartende Komplikationen zu treffen, insbesondere deshalb, weil Patienten mit einer Meningomyelozele zur Benutzung von Gehstützen zum Laufen auf ihre Arme angewiesen sind.

Vorschläge zur Untersuchung von Patienten mit einer Meningomyelozele:

1. Man verwechsle nicht das reflektorische Wegziehen mit einer bewußt kontrollierten motorischen Antwort. Obwohl ein Nadelstich eine reflektorische Hüft- und Kniebeugung sowie Dorsalflexion, eine sogenannte dreifache Antwort, bewirken mag, spricht dies noch lange nicht dafür, daß das Kind die Stimulierung auch bewußt wahrgenommen hat. Es ist deshalb notwendig, sorgfältig darauf zu achten, ob ein Kind entweder beginnt, das Gesicht zu verziehen oder zu schreien, ehe man darüber entscheidet, ob es sich um eine Schmerzreaktion handelt oder nicht.

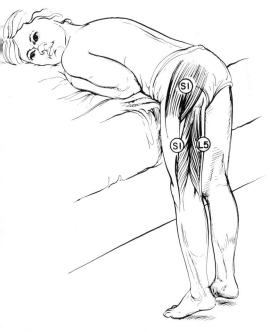

Abb. 5-11: Position zur Prüfung der Kniebeuger sowie des Glutaeus maximus.

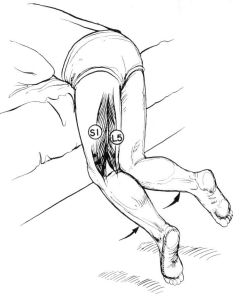

Abb. 5-12: Die Kontraktion der medialen Kniebeuger spricht für eine Intaktheit der neurologischen Etage L 5, eine Kontraktion des lateralen Kniebeugers hingegen für die Intaktheit der neurologischen Etage S 1.

2. Zur Prüfung der dorsalen Oberschenkelmuskulatur plaziere man das Kind mit dem Gesicht nach unten auf den Rand einer Untersuchungsliege, so daß das Hüftgelenk und die unteren Extremitäten frei nach unten hängen (Abb. 5-11). Man stabilisiert daraufhin das Kind und sieht dann, ob es in der Lage ist, das Kniegelenk aktiv zu beugen. Ist eine solche Beugung möglich, spricht dies für eine Muskelaktion, die gegen die Schwerkraft wirkt und damit dem Grad 3 entspricht (Abb. 5-12). Während dieser Prüfung sollen sowohl der Semimembranosus und der Semitendinosus (L 5) als auch der Bizeps femoris auf der Lateralseite (S 1) palpiert werden.

3. Zur Prüfung des Glutaeus maximus fordert man das Kind aus der gleichen Position heraus zur Hüftstreckung auf (S 1) (Abb. 5-13).

4. Es ist viel einfacher, Kleinkinder beim Spielen zu beobachten, als eine regelrechte Untersuchung an ihnen vorzunehmen.

5. Man achte darauf, daß sich der Patient während der Untersuchung warm und bequem fühlt.

6. Man fordere die Schwestern auf, ihre Beobachtungen spontaner Bewegungen des Patienten, insbesondere im Bereich der Extremitäten, zu notieren.

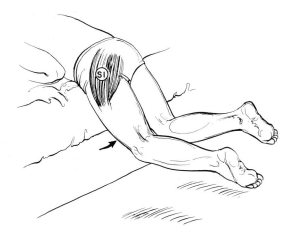

Abb. 5-13: Eine Kontraktion des Glutaeus medius spricht für eine Intaktheit der neurologischen Etage S 1.

Literatur

Abbott, K.H., R. Retter: Protrusions of thoracic intervertebral disks. Neurology 1 (1955) 1

Abramson, A.S.: Bone disturbances in injuries to the spinal cord and cauda equina. Bone Joint Surg. 30A (1948) 982

Abramson, A.S.: Principles of bracing in the rehabilitation of the paraplegic. Bull. Hosp. Joint Dis. X (1949) 175

Abramson, A.S.: Changing concepts in the management of spasticity, p. 205–228 in French, J.D. Ed. Conference in basic research in paraplegia. Thomas 1962

Abramson, A.S.: Modern concepts of management of the patient with spinal cord injury. Arch. Phys. Med. Rehabil. 48 (1967) 113

Abramson, A.S.: Advances in the management of the neurogenic bladder. Arch. Phys. Med. 52 (1971) 143

Abramson, A.S.: Management of the neurogenic bladder in perspective. Arch. Phys. Med. Rehabil. 57 (1976) 197

Abramson, A.S., E.F. Delagi: Influence of weight bearing and muscle contraction on disuse osteoporosis. Arch. Phys. Med. Rehabil. 42 (1961) 147

Aegerter, E., J.A. Kirkpatrick Jr.: Orthopaedic Diseases: Physiology, Pathology, Radiology, ed. 3. Saunders, Philadelphia 1968

Alexander, M.A., W.H. Bunch, S.O. Ebbesson: Can experimental dorsal rhizotomy produce scoliosis? J. Bone Joint Surg. 54 (1972) 1509–1513

American Academy of Orthopaedic Surgeons: Symposium on Myelomeningocele. Mosby, St. Louis 1972

Apley, A.G.: Fractures on the spine. Ann. R. Coll. Surg. 46 (1970) 210

Apley, A.G.: A System of Orthopaedics and Fractures, ed. 4. Butterworth, London 1973

Arseni, C., R. Nash: Thoracic intervertebral disc protrusion. J. Neurosurg. 17 (1960) 418

Bailey, R.W., C.E. Badgley: Stabilization of the cervical spine by anterior fusion. J. Bone Joint Surg. 42A (1960) 565

Bannister, R.: Brain's Clinical Neurology, ed. 4. London, Oxford 1973

Barr, M.L.: The Human Nervous System: An Anatomical Viewpoint, ed. 2. Harper & Row, Hagerstown 1974

Basmajian, J.V.: Muscles Alive, ed. 3. Williams & Wilkins, Baltimore 1974

Bateman, J.E.: Trauma to Nerves in Limbs. Saunders, Philadelphia 1962

Bauer, D.D.: Lumbar Discography and Low Back Pain. Thomas, Springfield 1960

Beetham, W.P. Jr., H.F. Polley, C.H. Slocumb, W.F. Weaver: Physical Examination of the Joints. Saunders, Philadelphia 1965

Bender, M.B.: Approach to diagnosis in modern neurology. Mt. Sinai J. Med. N.Y. 33 (1966) 201

Benini, A.: Lumbale und sakrale Wurzeltaschendivertikel als Ursache ischämischer Beschwerden. Neurochirurgia (Stuttgart) 16 (1973) 1

Benson, M.K.D., D. P. Byrnes: The clinical syndromes and surgical treatment of thoracic intervertebral disc prolapse. J. Bone Joint Surg. 57B (1975) 471

Bernes, S.H.: Spinal Cord Injury: Rehabilitation Costs and Results in 31 Successive Cases Including a Follow-Up Study (Rehabilitation Monograph). New York Institute of Physical Medicine & Rehabilitation, New York University-Bellevue Hospital, 1957

Bickerstaff, E.R.: Neurologic Examination in Clinical Practice, ed. 3. Blackwell, Oxford 1973

Birnberger, K.L., D. Burg: Examens-Fragen Neurologie. Zum Gegenstandskatalog, 2., neubearb. Aufl. 1978

Bodechtel, G.: Differentialdiagnose neurologischer Krankheitsbilder. Thieme, Stuttgart 1963

Bowens, P.: Electrodiagnosis and electrotherapy in peripheral nerve lesions. Proc. R. Soc. Med. 34 (1941) 459

Bowsher, D.: Introduction to the Anatomy and Physiology of the Nervous System, ed. 3. Blackwell, Oxford 1975

Boyes, J.H.: Bunnell's Surgery of the Hand, ed. 3. Lippincott, Philadelphia 1970

Bristow, R.: Discussion on injuries to peripheral nerves. Proc. R. Soc. Med. 34 (1941) 513

Brock, S., H.P. Kreiger: The Basis of Clinical Neurology, ed. 4. Williams & Wilkins, Baltimore 1893

Bronisch, F.W.: Psychiatrie und Neurologie. 1971. Heidelberger Taschenbuch, Band 88

Brown-Sequard, C.E.: Course of Lectures on Physiology and Pathology of CNS Delivered at Royal College of Surgeons, England 1858. Collins, Philadelphia 1860

Brügger, A.: Die Erkrankungen des Bewegungsapparates und seines Nervensystems. Fischer, Stuttgart–New York

Brussatis, F.: Die neurologisch-orthopädische Untersuchung bei Erkrankungen der Lumbosakralregion. Orthop. Praxis 8 (1977) 569

Caafoord, C., T. Hiertonn, K. Lindblom, S.E. Olsson: Spinal cord compression caused by a protruded thoracic disc. Report of a case treated with antero-lateral fenestration of the disc. Acta Orthop. Scand. 28 (1958) 103

Capener, N.: The evolution of lateral rhacotomy. J. Bone Joint Surg. 36-B (1954) 173

Carson, J., J. Gumper, A. Jefferson: Diagnosis and treatment of thoracic intervertebral disc protrusions. J. Neur. Neurosurg. Psychiatry 34 (1971) 68–77

Chesterman, P.J.: Spastic paraplegia caused by sequestrated thoracic intervertebral disc. Proc. R. Soc. Med. 57 (1964) 87

Chusid, J.G.: Funktionelle Neurologie. 1978

Chusid, J.G., J.J. McDonald: Correlative Neuroanatomy and Functional Neurology. Lange, Los Altos, Cal. 1967

Clark, K.: Peripheral nerve injury associated with fractures. Postgrad. Med. 27 (1960) 476

Clark, E.: The Human Brain and Spinal Cord: A Historical Study Illustrated by Writing From Antiquity. University of California, Berkeley 1968

Cloward, R.B.: Treatment of actue fractures and fracture-dislocations of the cervical spine by vertical-body fusion. J. Neurosurg. 18 (1961) 201

Cloward, R.B.: Surgical treatment of dislocations and compression fractures of the cervical spine by the anterior approach. Proc. Ann. Clin. Spinal Cord Injury Conf. 11. Veterans Admin., Washington 1970

Crenshaw, A.H.: Campbell's Operative Orthopaedics, ed. 5. Mosby, St. Louis 1971

Crosby, E., T. Humphrey, E.W. Lauer: Correlative Anatomy of the Nervous System. Macmillan, New York 1962

Daniels, L., M. Williams, C. Worthingham: Muscle Testing – Techniques of Manual Examination, ed. 2. Saunders, Philadelphia 1946

DeJong, Russel, N.: The Neurologic Examination, ed. 3. Harper & Row, New York 1967

Delagi, E., A. Perrotto, J. Iazzetti, D. Morrison: An Anatomic Guide for the Electromyographer. Thomas, Springfield 1975

Delank, H.W.: Neurologie (Enke Reihe zur AO). 1978

Dodson, W.E., W. Landau: Motor Neuron loss due to aortic clamping in repair of coarctation. Neurology 23 (5) (1973) 539

Dommisse, G.F.: The blood supply of the spinal cord. J. Bone Joint Surg. 56B (1974) 225

Draper, I.T.: Lecture Notes on Neurology, ed. 4. Blackwell, Oxford 1974

Dunkerley, G.B.: A Basic Atlas of the Human Nervous System. Davis, Philadelphia 1975

Elliot, H.: Textbood of Neuroanatomy, ed. 2. Lippincott, Philadelphia 1969

Everett, N.B., C.W. Bodemier, W.O. Rieke: Functional Neuroanatomy including an Atlas of the Brain Stem, ed. 5. Lea & Febiger, Philadelphia 1965

Favill, J.: Outline of the Spinal Nerves. Thomas, Springfield 1946

Ferguson, A.B.: Orthopaedic Surgerin in Infancy and Childhood, ed. 3. Williams & Wilkins, Springfield 1968

Fielding, J.W.: Cineroentgenography of the normal cervical spine. J. Bone Joint Surg. 39A (1957) 1280

Fisher, R.G.: Protrusions of thoracic disc; the factor of herniation through the dura mater. J. Neurosurg. 22 (1965) 591

Globus, J.H.: Neuroanatomy; a guide for the study of the form and internal structure of the brain and spinal cord, ed. 6. Wood, Baltimore 1934

Guttmann, L.: Surgical aspects of the treatment of traumatic paraplegia. J. Bone Joint Surg. 31B (1949) 399

Guttmann, L.: Early management of the paraplegic in Symposium on Spinal Injuries. J. R. Col. Surg. 1963

Guttmann, L.: Spinal Cord Injuries; Comprehensive Management and Research. Blackwell, Oxford 1973

Guyton, A.C.: Structure and Function of the Nervous System. Saunders, Philadelphia 1972

Haley, J.C., J.H. Perry: Protrusions of intervertebral discs. Study of their distribution, characteristics and effects on the nervous system. Am. J. Surg. 80 (1950) 394

Hardy, A.G., A.B. Rossier: Spinal Cord Injuries, Orthopaedic and Neurological Aspects. Thieme, Stuttgart 1975

Harrington, P.: Spinal fusion in the treatment of idiopathic adolescent scoliosis. J. Tenn. Med. Assoc. 56 (1963) 470

Hausman, L.: Illustrations of the Nervous System: Atlas III. Thomas, Springfield 1961

Hawk, W.A.: Spinal compression caused by ecchondrosis of the intervertebral fibrocartilage; with a review of the recent literature. Brain 59 (1936) 204

Haymaker, W., B. Woodhall: Peripheral Nerve Injuries. Saunders, Philadelphia 1953

Helfet, A.J.: Disorders of the Knee. Lippincott, Philadelphia 1974

Hendry, A.: The treatment of residual paralysis after brachial plexus injuries. J. Bone Joint Surg. 31B (1949) 42

Henry, A.K.: Extensile Exposure, ed. 2. Williams & Wilkins, Baltimore 1959

Holdsworth, F.W.: Fractures, dislocations, and fracture-dislocations of the spine. J. Bone Joint Surg. 45B (1963) 6

Holdsworth, F.W.: Fractures, dislocations and fracture-dislocations of the spine. J. Bone Joint Surg. 52A (1970) 1534–1551

Holdsworth, F.W., A. Hardy: Early treatment of paraplegia from fractures of the thoracolumbar spine. J. Bone Joint Surg. 35B (1953) 540

Hollingshead, W.H.: Anatomy for Surgeons. The Back and Limbs, vol. 3. Hoeber, New York 1958

Holmes, R.L., J.A. Sharp: The Human Nervous System: a Devlopmental Approach. Churchill, London 1969

Hoppenfeld, S.: Congenital kyphosis in myelomeningocele. J. Bone Joint Surg. 49B (1967)

Hoppenfeld, S.: Physical Examination of the Spine and Extremities. Appleton Century Croft, New York 1976

Hoppenfeld, S.: Scoliosis. Lippincott, Philadelphia 1967

House, E.L., B. Pansky: A Functional Approach to Neuroanatomy. McGraw-Hill, New York 1960

Howorth, B., J.G. Petrie: Injuries of the Spine. Williams & Wilkins, Baltimore 1964

Hulme, A.: The surgical approach to thoracic intervertebral disc protrusions. J. Neuro. Neurosurg. Psychiatry 23 (1960) 133

Hussey, R.W., E.S. Stauffer: Spinal cord injury; requirements for ambulation. Arch. Phys. Med. 54 (1973) 544

Kaplan, E.B.: The surgical and anatomic significance of the mammillary tubercle of the last thoracic vertebra. Surgery 17 (1945) 78

Kaplan, E.B.: (translator): *G.W. Duchenne:* Physiology of Motion. Saunders, Philadelphia 1959

Keim, H.A., S.D. Hilal: Spinal angiography in scoliosis patients. J. Bone Joint Surg. 53A (1971) 904

Kelikian, H.: Hallux Valgus, Allied Deformities of the Forefoot and Metatarsalgia. Saunders, Philadelphia 1965

Kilfoyle, R.M., J.J. Foley, P.L. Norton: Spine and pelvic deformity in childhood and adolescent paraplegia. A study of 104 cases. J. Bone Joint Surg. 47A (1965) 659

Kostiuk, P.G., G.G. Skibo: Structural characteristics of the connections of the medial descending systems with the neurons of the spinal cord. Neirofiziologiia 4 (6) (1972) 579

Krieg, W.J.: Functional Neuroanatomy, ed. 3. Brain Books, Evanston, Ill. 1966

Kroll, F.W., E. Reiss: Der thorakale Bandscheibenprolaps. Dtsch. Med. Wochenschr. 76 (1951) 600

Kuntz, A.: A Textbook of Neuroanatomy, ed. 5. Lea & Febiger, Philadelphia 1950

Larsell, O.: Anatomy of Nervous System, ed. 2. Appleton Century Croft, New York 1951

Lees, F.: The Diagnosis and Treatment of Diseases Affecting the Nervous System. Staples Press, London 1970

Leffert, R. D.: Brachial-plexus injuries. New Engl. J. Med. 291 (20) (1974) 1059

Lewin, P.: The Foot and Ankle. Lea & Febiger, Philadelphia 1958

Loew, F., A. Jochheim, R. Kivelitz: Klinik und Behandlung der lumbalen Bandscheibenschäden. In: Handbuch der Neurologie, Bd. VII/1, hrsg. von *L.G. Kempe* u.a. Springer, Berlin 1969

Logue, V.: Thoracic intervertebral disc prolapse with spinal cord compression. J. Neur. Neurosurg. Psychiatry 15 (1952) 227

Love, J.G., E.J. Keifer: Root pain and paraplegia due to protrusions of thoracic intervertebral disks. J. Neurosurg. 7 (1950) 62

Love, J.B., V.G. Schorn: Thoracic disc protrusions. JAMA 191 (1965) 627

Lyons, W.R., B. Woodhall: Atlas of peripheral nerve injuries. Saunders, Philadelphia 1949

McBride, E.D.: Disability Evaluation, ed. 5. Lippincott, Philadelphia 1953

MacNab, I.: Acceleration of injuries of cervical spine. J. Bone Joint Surg. 46A (1964) 1797

Malamud, N., A. Hirano: Atlas of Neuropathology. Univ. California Press, Berkeley 1974

Manter, J.T., J. Gatz: Essentials of Clinical Neuroanatomy and Neurophysiology, ed. 5. Davis, Philadelphia 1975

Mathews, W.: Diseases of the Nervous System, ed. 2. Blackwell, Oxford 1975

Medical & Technical Summaries Inc.: Neuroanatomy, 1959–60 ed. Sigma Press, Washington 1959

Menard, V.: Etude Pratique sur le Mal du Pott. Masson, Paris 1900

Mercer, W., R.B. Duthie: Orthopaedic Surgery. Arnold, London 1964

Mettler, F.A.: Neuroanatomy, ed. 2. Mosby, St. Louis 1948

Michaelis, L.S.: Orthopaedic Surgery of the Limbs in Paraplegia. Springer, Berlin 1964

Middleton, G.S., J.H. Teachter: Injury of the spinal cord due to rupture of an intervertebral disc during muscular effort. Glasgow Med. J. 76 (1911) 1–6

Mitchell, G.A.G.: Essentials of Neuroanatomy. Livingstone, Edinburgh 1971

Mixter, W.J., J.S. Barr: Rupture of the intervertebral disc with involvement of the spinal canal. New Engl. J. Med. 211 (1934) 210

Morris, J.M., D.B. Lucas, B. Bresler: Role of the trunk in stability of the spine. J. Bone Joint Surg. 43A (1961) 327

Muller, R.: Protrusions of thoracic intervertebral disks with compression of the spinal cord. Acta Med. Scand. 139 (1951) 99

Mumenthaler, M.: Neurologie. Ein kurgefaßtes Lehrbuch für Ärzte und Studenten. 4. Aufl. Thieme, Stuttgart 1973

Mumenthaler, M., H. Schliack: Läsionen peripherer Nerven. 2. Aufl. Thieme, Stuttgart 1973

Mumenthaler, M., H. Schliack (Hrsg.): Läsionen peripherer Nerven. Diagnostik und Therapie. 3., überarb. Aufl. 1977

Nachemson, A.: The lumbar spine, an orthopaedic challenge. Spine 1 (1976) 69

Nachemson, A., J. Morris: In vivo measurement of intradiscal pressure. J. Bone Joint Surg. 46A (1964) 1077

Naffziger, H.C.: The neurological aspects of injuries to the spine. J. Bone Joint Surg. 20 (1938) 444

Netter, F.H.: The Ciba Collection of Medical Illustrations. Ciba Pharmaceutical Products 1953

Newman, P.H.: The etiology of spondylolisthesis. J. Bone Joint Surg. 45B (1963)

Nicoll, E.A.: Fractures of the dorsolumbar spine. J. Bone Joint Surg. 31B (1949) 376

Olsson, O.: Fractures of the upper thoracic and cervical vertebral bodies. Acta Chir. Scand. 102 (1951) 87

Peck, F.C.: A calcified intervertebral disk with herniation and spinal cord compression in a child. J. Neurosurg. 14 (1957) 105

Peele, T.L.: The Neuroanatomic Basis for Clinical Neurology, ed. 2. Blakiston, New York 1961

Perlman, S.G.: Spinal cord injury; a review of experimental implications for clinical prognosis and treatment. Arch. Phys. Med. Rehab. 55 (1974) 81

Perot, P.L. Jr., D.D. Munro: Transthoracic removal of thoracic disc. J. Neurosurg. 31 (1969) 452

Perry, C.B.W.: The management of injuries to the brachial plexus. Proc. R. Soc. Med. 67 (6) (1974) 488

Perry, C., V.L. Nickel: Total cervical fusion for neck paralysis. J. Bone Joint Surg. 41A (1959) 37

Petrie, J.G.: Flexion injuries of the cervical spine. J. Bone Joint Surg. 46A (1964) 1800

Pia, H.: Der akute lumbale Bandscheibenvorfall. Dtsch. Ärztebl. 7 (1977) 429

Poeck, K.: Neurologie. 5., unbearb. Aufl. 1978

Poeck, K.: Neurologie. 2. Aufl. Springer, Berlin –Heidelberg–New York 1972

Pool, J.L.: The Neurosurgical Treatment of Traumatic Paraplegia. Thomas, Springfield 1951

Quiring, D.P., J.H. Warfel: The Extremities. Lea & Febiger, Philadelphia 1967

Ranney, A.L.: The applied anatomy of the nervous system, being a study of this portion of the human body from a standpoint of its general interest and practical utility, designed for use as a textbook and a work of refernce. Appleton, New York 1881

Ransohoff, J., F. Spencer, F. Siew, L. Gage: Transthoracic removal of thoracic disc. J. Neurosurg. 31 (1969) 459

Ranson, S.W., S.L. Clark: The Anatomy of the Nervous System: Its Development and Function, ed. 10. Saunders, Philadelphia 1959

Reeves, D.L., H.A. Brown: Thoracic intervertebral disc protrusion with spinal cord compression. J. Neurosurg. 28 (1968) 14

Richter, H.R.: Einklemmungsneuropathien der Rami dorsales als Ursache von akuten und chronischen Rückenschmerzen. Therap. Umsch. 34 (1977) 435

Rohen, W.: Funktionelle Anatomie des Nervensystems. Schattauer, Stuttgart–New York 1971

Roaf, R.: A study of the mechanics of spinal injuries. J. Bone Joint Surg. 42B (1960) 810

Salter, R.B.: Textbook of Disorders and Injuries of the Musculoskeletal System. Williams & Wilkins, Baltimore 1970

Sandiffer, P.H.: Neurology in Orthopaedics. Butterworth, London 1967

Santee, H.E.: Anatomy of Brain and Spinal Cord, ed. 3. Colegrove, Chicago 1903

Schaltenbrand, G.: Allgemeine Neurologie. Thieme, Stuttgart 1966

Scharfetter, F., K. Twerdy: Der thorakale Diskusprolaps. Therap. Umsch. 34 (1977) 412

Scheid, W.: Lehrbuch der Neurologie. Thieme, Stuttgart 1966

Scheid, W.: Lehrbuch der Neurologie. Thieme, Stuttgart 1968

Schenck, E.: Neurologische Untersuchungsmethoden. Thieme, Stuttgart 1971

Schliack, H.: Radikulär bedingte Beschwerden und ihre Differentialdiagnose. Ther. Umsch. 32 (1975) 410

Schneider, R.C.: Surgical indications and contraindications in spine and spinal cord trauma. Clin. Neurosurg. 8 (1962) 157

Schultz, R.J.: The Language of Fractures. Williams & Wilkins, Baltimore 1972

Seddon, H.J. (ed.): Peripheral Nerve Injuries. Medical Research Council Spec. Report Series No. 282. H.M. Stationery Office, London 1954

Seddon, H.J.: Surgery of nerve injuries. Practitioner 184 (1960) 181

Sharrard, W.J.W.: The distribution of permanent paralysis in the lower limb in poliomyelitis; A clinical and pathological study. J. Bone Joint Surg. 37B (1955) 540

Sharrard, W.J.W.: Muscle paralysis in poliomyelitis. Br. J. Surg. 44 (1957) 471

Sharrard, W.J.W.: Poliomyelitis and the anatomy of the motor cell columns in the spinal cord. Extrait du VII Symposium, Oxford 17–20 (1961) 241–245

Sharrard, W.J.W.: Posterior iliopsoas transplantation in the treatment of paralytic dislocation of the hip. J. Bone Joint Surg. 46B (1964)

Sharrard, W.J.W.: The segmental innervation of the lower limb muscles in man. Ann. R. Col. Surg. (Engl.) 35 (1964) 106

Sharrard, W.J.W.: Paediatric Orthopaedics and Fractures. Blackwell, Oxford 1971

Sharrard, W.J.W.: Spina Bifida, A Symposium on Paralysis

Shore, N.S.: Occlusal Equilibration and Temporomandibular Joint Dysfunction, ed. 2. Lippincott, Philadelphia 1976

Sidman, R.L., M. Sideman: Neuroanatomy: A Programmed Text. Little, Brown, Boston 1965

Smith, C.G.: Basic Neuroanatomy, ed. 2. Univ. Toronto Press, Toronto 1971

Southwick, W.O., R.A. Robinson: Surgical approaches to the vertebral bodies in the cervical and lumbar regions. J. Bone Joint Surg. 39A (1957) 631

Spinner, M.: Injuries to the Major Branches of Peripheral Nerves of the Forearm. Saunders, Philadelphia 1972

Spofford, W.R.: Neuroanatomy. Univ. Press, London–Oxford 1942

Springer, A.H.H. von: Vom neurologischen Symptom zur Diagnose, Differentialdiagnostische Leitprogramme. 1978

Stauffer, E.S.: Orthopaedic care of fracture dislocations of the cervical spine. Proc. Ann. Veterans Admin. Clin. Spinal Cord Injury Conf., Washington, Veterans Admin. 1970

Steegmann, A.J.: Examination of the Nervous System. Year Book, Chicago 1956

Steindler, A.: Kinesiology of the Human Body. Thomas, Springfield 1955

Suchenwirth, R.M.A. (Hrsg.): Neurologische Begutachtung. 1977

Suttong, N.G.: Injuries of the Spinal Cord. The Management of Paraplegia and Tetraplegia. Butterworth, London 1973

Svien, H.J., A.L. Karaviti: Multiple protrusions of the intervertebral disks in the upper thoracic region. Proc. Mayo Clin. 29 (1954) 375–378

Swan, J.: A Demonstration of the Nerves of the Human Body. Longman, London 1834

Tachdjian, M.O.: Pediatric Orthopaedics, Vol. 1, 2. Saunders, Philadelphia 1972

Taiushey, K.G.: Changes in the spinal cord following its complete sectioning at the so-called critical levels. Arch. Anat. Histol. Embryol. (Strasb.) 86 (1971)

Thomson, J.L.G.: Myelograph in dorsal disc protrusion. Acta Radiol. (Diagn.) (Stockh.) 5 (1966) 1140

Truex, R.C., M.B. Carpenter: Human Neuroanatomy, ed. 5. Williams & Wilkins, Baltimore 1969

Turek, S.L.: Orthopaedics: Principles and Their Application, ed. 2. Lippincott, Philadelphia 1967

Watson-Jones, R.: Primary nerve lesions in injuries of the elbow and wrist. J. Bone Joint Surg. 12 (1930) 121

Watson-Jones, R.: Fractures and Joint Injuries, ed. 4, vol. 2. Williams & Wilkins, Baltimore 1955

Weber, G.: Bandscheibenerkrankungen der Wirbelsäule. In: Chirurgie der Gegenwart, hrsg. von R. Zenker, F. Deucher, W. Schink. Bd. 5. Urban & Schwarzenberg, München 1974

Weiner, H.L., L.P. Levitt: Neurology for the House Officer. Med. Com., New York 1973, 1974

Whitesides, T.E., R. Kelley, S.C. Howland: The treatment of lumbodorsal fracture-dislocations (abstr.). J. Bone Joint Surg. 52A (1970) 1267

Winter, R.B., J.H. Moe, J.F. Wang: Congenital kyphosis. Its natural history and treatment as observed in a study of 130 patients. J. Bone Joint Surg. 55A (1973) 223

Woeber, G., F. Boeck: Lumbale Nervenwurzelanomalien bei Ischialgie. Nervenarzt 42 (1971) 552

Wolter, M., H. Schliack: Neurologie. (U & S Arbeitsbuch) 1978

Wyke, B.D.: Principles of General Neurology. Elsevier, New York 1969

Zachs, S.I.: Atlas of Neuropathology. Harper & Row, New York 1971

Sachwortverzeichnis